Optimierte Arzneimitteltherapie

Herausgeber:

MONIKA SCHÄFER-KORTING

Springer-Verlag Berlin Heidelberg GmbH

Ulrike Zwergel   Jürgen Sökeland

Benigne Prostatahyperplasie

Grundlagen und Therapie

Mit 27 Abbildungen und 40 Tabellen

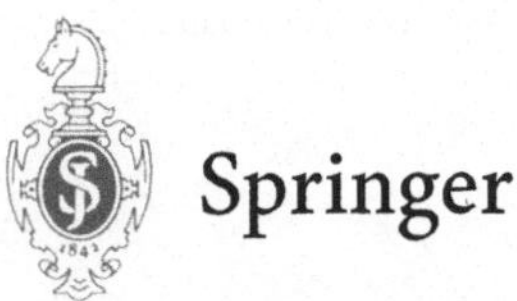 Springer

Professor Dr. Monika Schäfer-Korting
FB Pharmazie-Institut Pharm. II
Pharmakologie und Toxikologie
Freie Universität Berlin
Königin-Luise-Straße 2+4
14195 Berlin

Professor Dr. Ulrike Zwergel
Klinik u. Poliklinik für Urologie u.
Kinderurologie der Univ. des Saarlandes
Gebäude 6
66421 Homburg/Saar
e-mail: uruzwe@med-rz.uni-sb.de

Professor Dr. Dr. h. c. Jürgen Sökeland
Institut für Arbeitsphysiologie an der Universität Dortmund
Ardeystraße 67
44139 Dortmund

ISBN 978-3-540-65269-4

Die Deutsche Bibliothek - CIP-Einheitsaufnahme
Zwergel, Ulrike: Benigne Prostatahyperplasie: Grundlagen und Therapie / Ulrike Zwergel; Jürgen Sökeland – Berlin; Heidelberg; New York; Barcelona; Hongkong; London; Mailand; Paris; Singapur; Tokio: Springer, 1999
(Optimierte Arzneimitteltherapie)
ISBN 978-3-540-65269-4   ISBN 978-3-642-58464-0 (eBook)
DOI 10.1007/978-3-642-58464-0

Umschlaggestaltung: de'blik, Berlin
Satz: TBS, Sandhausen
SPIN: 10573128   14/3133 – 5 4 3 2 1 0 – Gedruckt auf säurefreiem Papier

Geleitwort

Arzneimittel haben in den letzten Jahrzehnten zunehmend an Bedeutung in der Behandlung von Krankheiten gewonnen. Dies gilt für unterschiedliche Gebiete, nicht nur die Innere Medizin sondern auch für die Bereiche Gynäkologie, Urologie, Dermatologie und viele andere. So konnte die Zahl der operativen Eingriffe im Rahmen von Ulzera des Gastrointestinaltrakts durch die Einführung der H_2-Antihistaminika ganz wesentlich reduziert werden. Moderne Zytostatika bedeuten nicht nur eine deutliche Lebensverlängerung, sondern steigern auch die Lebensqualität bei bis in die jüngste Zeit weitgehend therapieresistenten Tumoren. Als Beispiel sei die Wirksamkeit von Paclitaxel beim Ovarialkarzinom genannt.

Obgleich dies einen erheblichen Fortschritt bedeutet, der sich allein mit der besseren Wirksamkeit der modernen Wirkstoffe – also ihrem hohen Nutzen – erklären läßt, stößt die Arzneimitteltherapie dennoch zunehmend auf Vorbehalte der Patienten. Dies ist eine Folge des immer stärkeren Bewußtwerdens um Gefahren, die von diesen stark wirksamen Pharmaka ausgehen können, d. h. den Arzneimittel-Risiken. Im Sinne einer Überreaktion sehen allerdings viele Laien, aber auch manche Ärzte im besonderen Maße auf die Risiken und vernachlässigen den Nutzen einer effizienten Arzneimitteltherapie. Eine sorgfältige Nutzen/Risiko-Analyse bezogen auf den einzelnen Patienten, seine spezielle Erkrankung und die zu erwägenden Wirkstoffe erlaubt eine rationale Arzneimitteltherapie, die den größtmöglichen Erfolg sichert.

Mit dem vorliegenden Werk, einem Band der Buchreihe „Optimierte Arzneimitteltherapie", soll medizinischen Fachkreisen, vor allem Ärzten und Apothekern, der Zugang zur rationalen und damit optimierten Arzneimitteltherapie bestimmter, in der Praxis wichtiger Erkrankungen erleichtert werden. Ausgewiesene Experten auf den jeweiligen Fachgebieten bewerten die heute verfügbaren Therapieansätze unter streng wissenschaftlichen Kriterien. Darüber hinaus lassen sie aber auch die eigene Einschätzung nicht zu kurz kommen. Gestützt auf dieses Expertenwissen wird der Leser in die Lage versetzt, eine eigene individuelle Bewertung für seinen Patienten vorzunehmen. Obgleich Nutzen und Risiko („Nutzen-Risiko-Relation") bei diesem Werk ganz im Vordergrund der Betrachtung stehen, wird auch die finanzielle Komponente der Arzneimitteltherapie nicht außer Acht gelassen. So enthalten die Werke auch Angaben zu den Therapiekosten – soweit dies angesichts des noch unterentwickelten Gebietes „Pharmakoökonomie" zum heutigen Zeitpunkt möglich ist (Aufwand-Nutzen-Relation; vgl. Korting, HC, Schäfer-Korting M (eds). The Benefit/Risk Ratio. A Handbook for the rational Use of Potentially Hazardous Drugs. CRC Press, Boca Raton, 1998).

Mein Dank als Herausgeberin gilt insbesondere den Autoren, ohne deren besonderen Einsatz diese Reihe nicht zustande kommen könnte. Nur die Bereitschaft einer so großen Zahl von Experten zur Mitwirkung macht diese Buchreihe möglich. Sie wäre aber auch nicht realisierbar ohne das hohe Engagement des Springer-Verlages, insbesondere von Herrn Dr. Mager, das vom autorisierten Umgang mit dem heute besonders großen Wagnis über die kompetente und vor allem rasche Herstellung bis zur adäquaten Distribution reicht. Danken möchte ich an dieser Stelle auch meiner Sekretärin, Frau Sandow, ohne deren geduldiges und perfektes Management die organisatorische Abwicklung auf große Probleme gestoßen wäre.

Berlin, im Januar 1999   Prof. Dr. MONIKA SCHÄFER-KORTING

Vorwort

*„..... die Hebräer dagegen setzten ..... bei Harnsperren ihre Hoffnung auf „rotes von Huren gesponnenes Garn", das sie um den Penis des Kranken wickelten. Auch vertrauten sie auf Läuse, die –
an die Mündung des Penis gesetzt – Harnröhre und Blase durch
ihren Biß dazu anreizen sollten, sich zu entleeren.....".*

(*Jürgen Thorwald: „Der geplagte Mann")

Zahlreich, exotisch, erfindungsreich, technologisch avantgardistisch, ja bisweilen bizarr waren und sind die Methoden, die seit
Jahrhunderten zur Linderung der Prostataleiden verwendet wurden. Der „geplagte Mann" war in allen Kulturen und Gesellschaftsschichten Anlaß zu therapeutischen Bemühungen. Freilich erst
heute, zu Zeiten der modernen Urologie, konnten wirksame Ansatzpunkte für Therapiestrategien aus allen Gebieten der Medizin,
der Technik und Pharmakologie entwickelt werden. Das bessere
Verständnis der Prostatafunktion, insbesondere ihre Interaktionen
mit Hormonen, aber auch neuere Kenntnisse der Blasenphysiologie
und des Urintransportes erlauben die Entwicklung moderner Behandlungsmethoden gleichermaßen wie die Bewertung älterer Therapieoptionen.

Nicht jede neue Methode – etwa mit dem Zauberwort „Laser" –
ist eine unbedingte Bereicherung. Nicht jedes Medikament ist pharmakologisch wirksam. Einige urologische Operationen sind unverändert der „Goldene Standard". Gerade aber die Furcht vor diesen
Standardoperationen, verknüpft mit Kastrationsängsten und Vorstellungen des Männlichkeitsverlustes, treiben auch heute noch
Männer zu „para-wissenschaftlichen" Therapien, sind aber auch
wirtschaftlicher Anreiz für die Industrie und Ansporn für die Medizin: Für die einen zur Entwicklung immer besserer Therapieoptio-

nen, für die anderen zur intensiveren Beratung. Zu diesem „para-urologischen" Beratungsbereich gehören Pharmazeuten und Apotheker, ebenso wie Angehörige medizinischer Hilfsberufe, aber auch der engagierte Medizinjournalist. Für alle diese Berater, aber auch für den besonders interessierten Patienten selbst, habe ich aus quasi (geschlechts)-neutraler Position als klinisch tätige Urologin die aktuellen Therapien für die gutartige Vorsteherdrüsenvergrößerung des Mannes – medikamentös, operativ, alternativ oder „innovativ" – zusammengestellt und versucht, sie kritisch zu beleuchten.

Frau Prof. Dr. M. Schäfer-Korting als „spiritus rector" der Buchreihe und Herrn Prof. Dr. Dr. h.c. J. Sökeland, der das Kapitel „Phytotherapie" mit Engagement verfaßt hat, gebührt mein besonderer Dank. Herrn Dr. T. Mager und Frau Dr. S. Blago vom Springer-Verlag danke ich für die kompetente und hilfreiche Unterstützung bei der Drucklegung des Buches. Nur durch ihren großen Einsatz war es möglich, dieses „Werk" so rasch fertigzustellen.

Meine Söhne Clemens und Constantin haben mich als junge Gymnasiasten tatkräftig bei der Manuskripterstellung und insbesondere der Bildmaterialgestaltung unterstützt. Hierbei mag vielleicht auch der eine oder andere Vorwand für ausgedehnte Computertätigkeit eine Rolle gespielt haben. Ihnen gilt mein ganz persönlicher Dank, zumal sie so manche Stunde auf mich verzichten mußten.

Ich hoffe, daß das vorliegende Buch ein wenig zur Beratung der uns anvertrauten Patienten beitragen möge.

Ulrike Zwergel

---

* Droemer Knaur Verlag 1994

Inhalt

1 Anatomie, Physiologie und Pathophysiologie der Prostata

Die benigne Prostatahyperplasie (BPH) ist bei vielen älteren Männern Ursache für Miktionsbeschwerden. Jeder Betroffene möchte sich über die verschiedenen Untersuchungen und noch mehr über die zahlreichen unterschiedlichen Behandlungsmöglichkeiten informieren. Jeder wünscht auch eine möglichst schonende, sozusagen die beste Therapie und meint häufig, diese bei den neuen Medikamenten oder den neuen interventionellen Behandlungsverfahren zu finden. Deshalb ist es gleichermaßen für den behandelnden Arzt und den die neuen Medikamente abgebenden Apotheker ebenso wie für den Patienten wichtig, die verschiedenen Therapieformen einordnen und bewerten zu können.

1.1 Anatomie und Physiologie der Prostata

Die Bezeichnung Prostata leitet sich von prostates, dem griechischen Begriff des Vorstehers ab. Man spricht von der Vorsteherdrüse wegen ihrer Lage – vom Steiß aus gesehen – unter und hinter der Harnblase und Harnröhre (Urethra) (Abb. 1-1). Die Prostata umgreift ringförmig die Harnröhre vom Blasenausgang bis zum äußeren Blasenschließmuskel (Harnröhrenschließmuskel=Sphincter urethrae externus) bzw. zum Beckenboden. Dorsal grenzt sie an das Rektum und ist von hieraus gut zu tasten. Dorsokranial der Prostata finden sich die Samenblasen und die Samenleiter (Ductus deferentes oder ejaculatorii). Die schräg entlang der Prostata verlaufenden Ductus deferentes perforieren den Drüsenkörper und münden am Samenhügel (Colliculus seminalis), nur wenige Millimeter proximal des quergestreiften äußeren Harnröhrenschließmuskels in das Lumen der prostatischen Harnröhre.

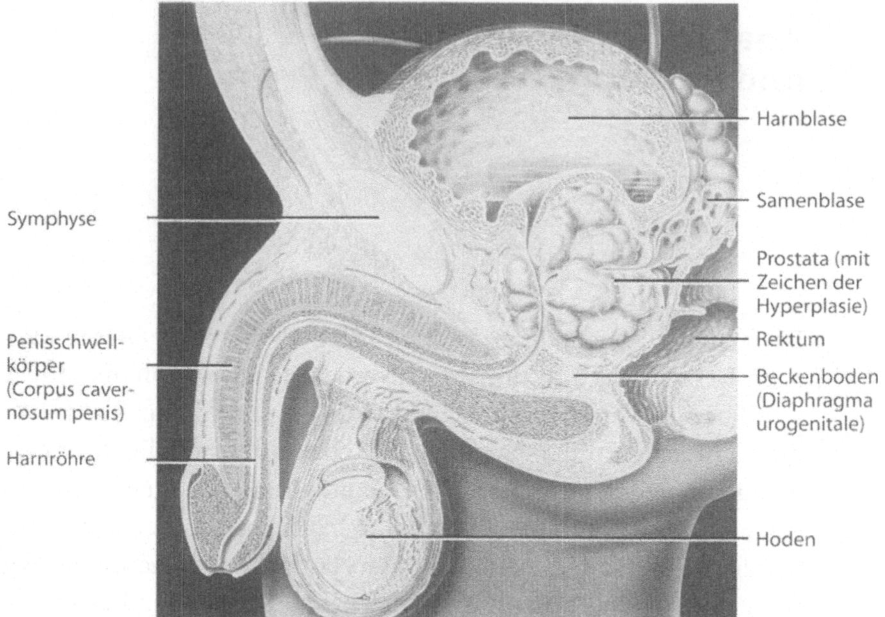

Abb. 1-1. Anatomie der männlichen Organe im kleinen Becken; Darstellung der Prostata und der benachbarten Organe und Strukturen (im Sagittalschnitt) (s. Text)

Beim Neugeborenen wiegt die Prostata ca. 2 g und entwickelt bis zur Pubertät ein Gewicht von etwa 15 g, um dann kontinuierlich bis auf ein Gewicht von ca. 60 g in der achten Dekade anzusteigen, allerdings mit erheblicher Schwankungsbreite (Jocham u. Miller 1994).

Innerhalb der Prostata werden verschiedene Zonen unterschieden (Abb. 1-2). Nach McNeal et al. (1988) gilt folgende Einteilung:

1. die periphere Zone (75% des Organs),
2. die zentrale Zone,
3. das periprostatische Segment, zylinderförmig zwischen Blasenhals und Samenhügel,
4. die Übergangszone,
5. das anteriore fibromuskuläre Stroma.

Während Prostatakarzinome mindestens zu 70% in der peripheren, bis zu 10% in der zentralen und bis zu 20% in der Übergangszone

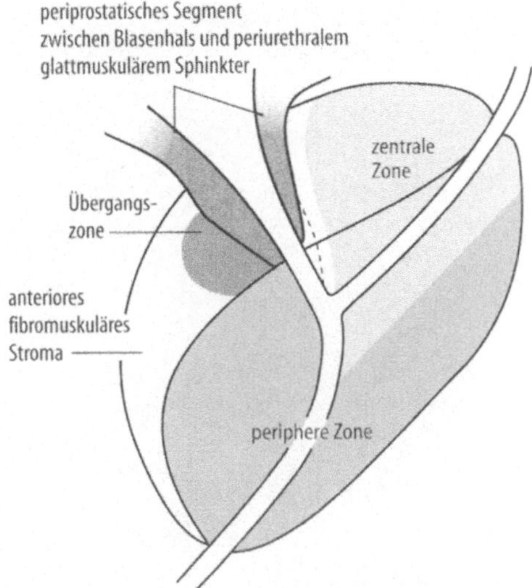

Abb. 1-2. Sagittalschnitt durch die Prostata im Verlauf der Harnröhre mit Unterscheidung der verschiedenen Zonen (schematische Darstellung nach McNeal). (Aus Hautmann u. Huland 1997)

entstehen, entwickelt sich die benigne Prostatahyperplasie in der Übergangszone und in den um die Harnröhre gelegenen periurethralen Drüsen. Bei Größenzunahme der hyperplastischen Anteile wird die periphere Zone nach außen verdrängt und stellt dann die sog. „chirurgische" Kapsel dar. Bildlich wurde deshalb gern in den früheren Urologie-Lehrbüchern der 60er und 70er Jahre die vergrößerte Prostata mit einer Orange verglichen; die Schale entspricht dann der „chirurgischen Kapsel", d. h. der äußeren Zone, das Fruchtfleisch dem adenomatösen Gewebe, d. h. der inneren Zone (Abb. 1-3).

Makroskopisch unterscheidet man zwischen den vergrößerten Prostataseitenlappen und einem gelegentlich besonders vergrößerten Mittellappen, einem weiteren Prostatalappen, der von unten in die Blase hineinragt (Abb. 1-4).

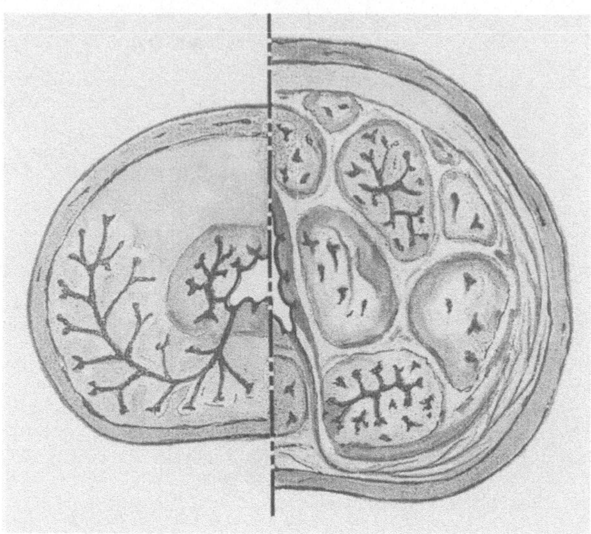

Abb. 1-3. Entwicklung der benignen Prostatahyperplasie (schematische Darstellung) mit Unterscheidung der inneren Zone (des hyperplastischen Gewebes) und der äußeren Zone (auch chirurgische Kapsel genannt; entsprechend dem eigentlichen Prostatadrüsengewebe): Rechts: benigne Prostatahyperplasie mit Vergrößerung der inneren Zone, links: juvenile Prostata. (Aus Zwergel 1993b)

1.1.1 Histologie der benignen Prostatahyperplasie

Bei der benignen Prostatahyperplasie unterscheidet man die drüsigen und fibromuskulären Anteile (Stroma). Die hyperplastische Prostata kann demnach aus fibroleiomyomatösen Knotenbildungen oder aus drüsigen und glandulär-zystischen Abschnitten bestehen. Vielfach finden sich aber Verflechtungen beider Strukturen. Der Gehalt an glatter Muskulatur nimmt vor allem zu, wenn begleitend chronische Entzündungen der Prostata vorliegen. Auch die Vaskularisation und der Zellgehalt variieren erheblich.

1.1.2 Blutversorgung der Prostata

Die Prostata wird arteriell von Ästen der Arteriae (Aa.) vesicales inferiores, Aa. pudendae internae sowie Aa. rectales mediae ver-

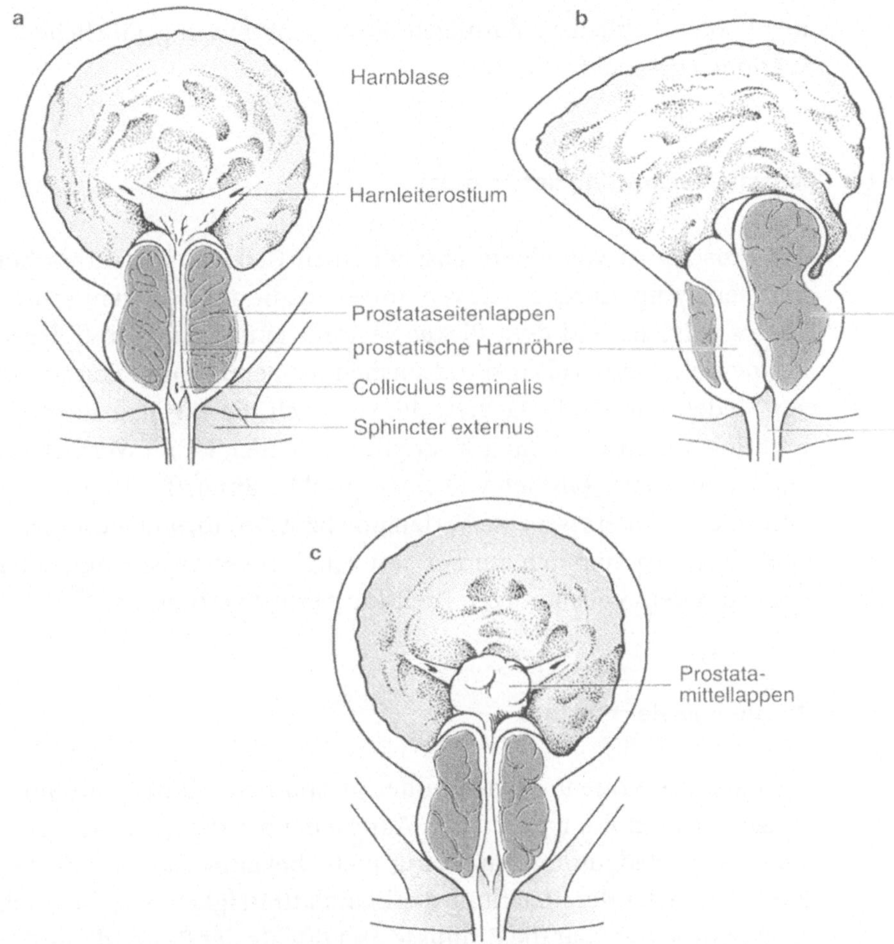

Abb. 1-4. Verschiedene Wachstumsrichtungen bei benigner Prostatahyperplasie (schematische Darstellung). **a** Seitenlappenhyperplasie, **b** Mittellappenhyperplasie (im Sagittalschnitt), **c** Seiten- und Mittellappenhyperplasie. (Aus Alken u. Walz 1998)

sorgt. Die Hauptarterien der Prostata selbst sind in der Peripherie in der Nähe der „chirurgischen" Kapsel lokalisiert.

Die prostatischen Venen drainieren das venöse Blut zusammen mit der tiefen Vena dorsalis penis über einen ausgedehnten periprostatischen Venenplexus (Santorini) in die Venae iliacae internae. Diese gute Durchblutung der Prostata muß dem urochirurgischen Operateur immer gegenwärtig sein, um bei operativen Eingriffen nicht von erheblichen Blutungen überrascht und in gefährliche Situationen gebracht zu werden.

1.1.3 Nervale Versorgung der Prostata

Die Prostata ist von einem ausgedehnten Geflecht sympathischer und parasympathischer Nerven umgeben, die aus dem gemischten Plexus pelvicus und dem Plexus vesicalis entstammen und deren Perineuralscheiden als Infiltrationsbahnen beim Prostatakarzinom von Bedeutung sind. Da diese Plexus auch die für eine normale Erektion verantwortlichen Nerven beeinhalten, ist ihr Verlauf für den Urologen im Rahmen von chirurgischen Eingriffen immer von besonderem Interesse; eine Verletzung bzw. Zerstörung dieser Nervenbahnen ist nämlich immer mit einer Erektionsstörung oder sogar mit dem vollständigen Erektionsverlust verbunden.

1.1.4 Physiologie der Prostata

Prostata und Samenbläschen bilden zusammen mit den bulbourethralen Drüsen die männlichen Adnexen, über deren genaue physiologische Bedeutung nur wenig mehr bekannt ist, als daß ihre Funktion in der Bereitstellung der Ejakulatflüssigkeit besteht. Auch weiß man wenig über die Einflüsse und Effekte der Bestandteile der „Samenflüssigkeit", d. h. über die Bedeutung der Prostaglandine, Spermine, Zitronensäure, Zinkionen, Proteasen, Esterasen, Phosphatasen usw.

1.1.5 Begriffserläuterung:
Benigne Prostatahyperplasie (BPH) – Prostataadenom

Außer dem Begriff der benignen Prostatahyperplasie (kurz BPH) wird auch die Bezeichnung des Prostataadenoms verwendet, obwohl letzteres nicht exakt zutreffend ist, da nicht nur Drüsenzellen, sondern auch Bindegewebs- und Muskelzellen in unterschiedlichem Ausmaß am Wachstum beteiligt sind. Völlig unzutreffend ist die häufig noch verwendete Bezeichnung der Prostatahypertrophie. Hypertrophie bedeutet nämlich eine Organvergrößerung infolge Vergrößerung von Einzelzellen. Bei der benignen Prostatahyperplasie jedoch handelt es sich um ein echtes (hyperplastisches) Wachstum eines Organs durch zahlenmäßige Vermehrung von Einzelzellen.

1.2 Ätiologie und Pathophysiologie der benignen Prostatahyperplasie

Trotz großer Anstrengungen in der klinischen und Grundlagen-Forschung sind die Gründe für das Entstehen einer benignen Prostatahyperplasie letztendlich noch nicht sicher geklärt.

Schon sehr lange ist bekannt, daß Männer, die kein Testosteron produzieren (Eunuchen, Männer, die ihre Hoden schon vor der Pubertät verloren haben oder an einem seltenen Defekt des Testosteronstoffwechsels leiden), im Alter auch keine Hyperplasie der Prostata entwickeln (Huggins u. Stevens 1940).

In einer Vielzahl an experimentellen Versuchen und klinischen Untersuchungen wurde die Regulation des Prostatawachstums durch Hormone analysiert (Helpap 1998). Die gesammelten Erkenntnisse bilden heute die wesentlichen Grundlagen des pathophysiologischen Verständnisses für das BPH-Wachstum und konsekutiv Ansatzpunkte für die medikamentöse hormonelle BPH-Therapie.

1.2.1 Hormoneller Feedback-Mechanismus

Um die Erkenntnisse zum BPH-Wachstum besser verstehen zu können, muß man sich zunächst die Beeinflussung des hormonellen Regelkreislaufes wieder vergegenwärtigen (Abb. 1-5). Vom Hypothalamus über die Hypophyse wird die Bildung der Sexualhormone gesteuert und so die Steuerung der Zielorgane (hier: die Prostata) hormonell beeinflußt. Im Detail bedeutet das: Hypothalamische Neurone in der Area praeoptica sezernieren das Gonadotropin-Re-

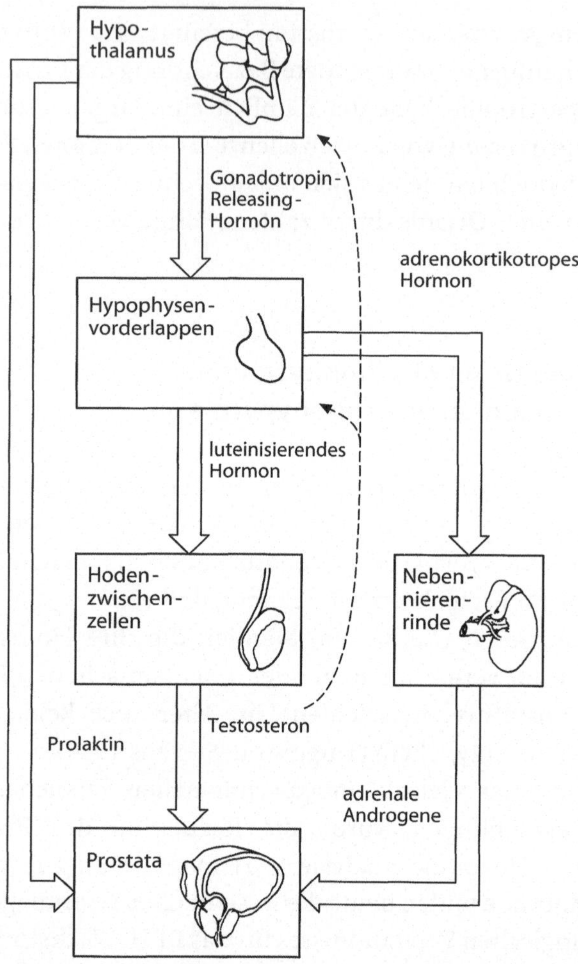

Abb. 1-5. Schematische Darstellung der Rolle der Hypothalamus-Hypophysen-Gonaden-Achse beim Prostatawachstum

leasing-Hormon (GnRH), das über die Portalgefäße der Hypophyse in den Hypophysenvorderlappen gelangt, wo es die Freisetzung des Luteinisierungshormons (LH) sowie des follikelstimulierenden Hormons (FSH) und des adrenokortikotropen Hormons (ACTH) stimuliert. LH wiederum veranlaßt die Hodenzwischenzellen (Leydigschen Zellen) zur Bildung von Testosteron. Andere Androgene, wie Androstendion, Dehydroepiandrosteron oder Dihydrotestosteron (DHT) sowie das schwache Östrogen Androstendiol werden in erheblich niedrigeren Mengen sezerniert, können jedoch zu Testosteron umgewandelt werden. Die Androgene üben mit unterschiedlicher „Wertigkeit" ihren Einfluß auf einzelne Organe- und Organsysteme aus. Testosteron zeigt dabei direkte Wirkungen auf das zentrale Nervensystem, das Samenepithel und die Skelettmuskulatur; auf Prostata, Genitalhaut oder Haarfollikel wirkt es jedoch nur als Prohormon. Für die männlichen Zielorgane ist das Dihydrotestosteron (DHT) das wichtigste Androgen (s. Kap. 1.2.2).

Zur Feinregulation der Androgen (Testosteron)-Produktion gibt es die Rückwirkung auf die zentralen Hormon-„Schaltstellen", den sog. Feedback-Mechanismus. Bei hohen Testosteronkonzentrationen wird die LH-Freisetzung (im Sinne der „Rückwirkung"=Feedback) auf der Ebene von Hypothalamus und Hypophyse gehemmt bzw. bei niedriger Testosteronkonzentration demgegenüber die LH-Freisetzung gesteigert.

Vereinfacht muß hieraus gefolgert werden, daß eine vermehrte Hormonproduktion mit einer vermehrten Proliferation der Prostata einhergeht. Daß diese simplifizierte Betrachtungsweise so aber nicht zutrifft, wird im Kapitel 1.2.2 nachfolgend dargelegt.

Auch wird in der angewandten Medizin gern vereinfacht der umgekehrte Gedanken verfolgt: Bei der medikamentös-hormonellen Behandlung war und ist heute noch ein wichtiges Ziel, den Hormoneinfluß am peripheren Organ der Prostata zu blockieren. Dabei kann der Regelkreislauf auf den verschiedensten Ebenen (Hypothalamus, Hypophyse, Hoden), ebenso wie am peripheren „Erfolgsorgan", d. h. zum Beispiel an der Prostata, beeinflußt werden. Durch den Eingriff in den Feedback-Mechanismus erfolgt zum Teil erst sekundär die Reduktion des eigentlich wirksamen peripheren Hormons (s. Abb. 1-5 und 4-5).

1.2.2   Weitere pathogenetische Aspekte zur BPH-Entwicklung

Bei allen neuen Erkenntnissen und Diskussionen über die verschiedenen Pathomechanismen bei der BPH- und auch der Prostatakarzinomentstehung (Helpap 1998) ist und bleibt es wichtig zu wissen, daß Testosteron eine zentrale Rolle in der Pathogenese dieser Erkrankungen spielt. Doch tritt das Prostatawachstum paradoxerweise in einer Lebensphase in Erscheinung, in der die Gonadenfunktion des Mannes eigentlich abnimmt. Dies läßt vermuten, daß weitere Parameter (z. B. auch andere Hormone) von Bedeutung sind. So ist die im höheren Lebensalter vermehrte periphere Aromatisierung von Testosteron zu Östradiol und zu anderen Östrogenen bekannt. Diese macht ein vermindertes gonadales Testosteron bei vermehrter Östrogenkonzentration verständlich. Eine Theorie zur BPH-Entstehung sieht demnach in der Verschiebung des Androgen/Östrogen-Gleichgewichtes bei dem älter werdenden Mann einen wichtigen pathogenetischen Faktor (Weisser u. Krieg 1997).

Die teilweise widersprüchlichen Erkenntnisse über die hormonelle Wachstumsinduktion bzw. -suppression sprechen gegen eine monokausale steroidbedingte Regulation (Zwergel 1999); weitere Einflußgrößen müssen von Bedeutung sein. Aktuell werden verschiedene Faktoren, die das Prostatawachstum beeinflussen, genannt; in einer vereinfachten Darstellung werden sie in extrinsische und intrinsische Faktoren unterteilt (Tabelle 1-1).

Auf molekular-medizinischer Ebene betrachtet, sind die Pathomechanismen der BPH-Entwicklung noch wesentlich komplexer.

Tabelle 1-1. Extrinsische und intrinsische Faktoren, die das gutartige Prostatawachstum beeinflussen.

Extrinsische Faktoren	Intrinsische Faktoren
Hormone, insbesondere:	Stroma-Epithel-Interaktion:
Androgene	Stromale Effekte auf das Epithel
Östrogene	Epitheliale Effekte auf das Stroma
Neurotransmitter	
Wachstumsfaktoren	Genetische Disposition
Soziokulturelle Faktoren	
Bewegungsarmut	
Diätetische Faktoren	
Sexuelles Verhalten	
Geographische Einflüsse	
Mikroorganismen	

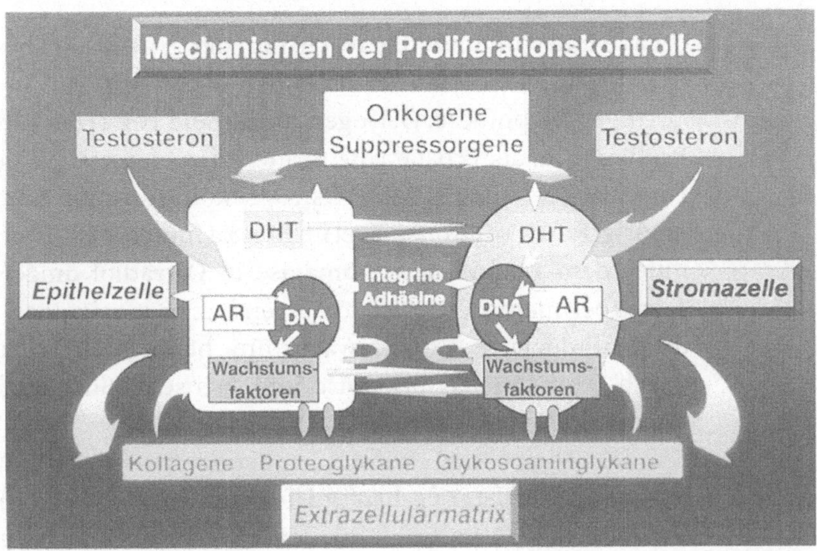

Abb. 1-6. Vielfältige denkbare und diskutierte Einflußgrößen und Steuerungsmöglichkeiten der Prostata-Proliferation: Hormone, Onkogene, Suppressorgene, Wachstumsfaktoren, Interaktionen zwischen stromalen und epithelialen Zellen und der extrazellulären Matrix (ECM) (Modellhafte Beschreibung der vier prinzipiellen Regulationsmechanismen, s. auch Text). DNA: Desoxyribonucleinsäure (Säure=Acid), DHT: Dihydrotestosteron, AR: Androgenrezeptor. (Aus Zwergel 1999)

Dies läßt sich auch an der Abb. 1-6 erkennen, welche, noch vereinfacht, die verschiedenen Parameter wiedergibt (s. unten).

Entscheidend für die Entstehung einer gutartigen Prostatahyperplasie ist, wie bereits mehrfach betont, die Tatsache, daß die Proliferation der Prostata-Epithel- und Stromazellen an Androgene gebunden ist. Stromale Proliferationsprozesse sollen dabei von der Östrogen-Testosteron-Relation abhängig sein.

Diese und weitere grundlegende Überlegungen haben zu den im folgenden beschriebenen Hypothesen für die Entstehung der benignen Prostatahyperplasie geführt:

1. Dihydrotestosteron-Hypothese: Testosteron wird in der Prostatazelle durch die 5α-Reduktase zu Dihydrotestosteron (DHT) umgewandelt. DHT hat die höchste Affinität zum Androgen-Rezeptor; es ist das entscheidende Androgen der männlichen Ziel-

organe und stimuliert das Wachstum der Prostata, insbesondere der Epithelzellen (s. auch Abb. 4-6).

2. Östrogen-Hypothese: Östrogen fördert die von DHT stimulierte Proliferation der Prostata. Beim alternden Mann ist im Vergleich zum jüngeren eine erhöhte Östrogenkonzentration und ein erniedrigter Testosteronspiegel im Blut zu finden. Testosteron wird unter dem Einfluß der Aromatase in Östradiol umgewandelt. Tierexperimentelle Untersuchungen haben gezeigt, daß das androgeninduzierte Prostatawachstum beim kastrierten Hund durch Östradiol verstärkt wird und sich schließlich zur Prostatahyperplasie entwickelt.

3. Epithel-Stroma-Interaktion („embyonal re-awakening": „embryonales Wiedererwachen"): Die Interaktion von Epithel- und Stromazellen führt während der Embryonalentwicklung zum Prostatawachstum. Möglicherweise kommt es im Alter zu einer Reaktivierung dieses Prozesses (Weisser u. Krieg 1997). Demnach könnte eine entsprechende Ausschüttung von Wachstumsfaktoren (z. B. epidermal growth factor [EGF] oder transforming growth factor β [TGF-β]) aufgrund eines „embryonal re-awakening" mit konsekutiver Fehlregulation das Wachstum der Prostata letztendlich steuern.

Weiteren sozio-kulturellen und sozio-ökonomischen Faktoren, z. B. der sexuellen Aktivität, werden begünstigende Rollen bei der Entwicklung der Prostatahyperplasie zugeschrieben (Kupeli et al. 1997; Sanda et al. 1997). Diese Vorstellung wird aber nicht unwidersprochen akzeptiert; nach anderen Literaturangaben (Jocham u. Miller 1994; Helpap 1998, Zwergel 1999) sollen die sexuellen Verhaltensweisen oder Unterschiede keine oder eine nur sehr untergeordnete Rolle spielen. Andere Faktoren, wie die Hyperalimentation (vermehrter Fleisch- und Fett-Konsum), Obstipation und/oder Bewegungsarmut dürften eher Bedeutung haben. Auch gibt es epidemiologische Berichte über deutliche geographische Unterschiede bezüglich der Häufigkeit symptomatischer BPH-Patienten. So findet sich eine höhere Inzidenz in den westlichen Industriestaaten verglichen etwa mit Männern gleichen Alters in Asien. Da asiatische Einwandererfamilien in den USA die gleichen Inzidenzraten bei der symptomatischen BPH wie andere US-Amerikaner aufweisen, sind solche Unterschiede möglicherweise auf die Ernährung (Fette) zurückzuführen.

Zusätzlich kommen auch genetisch-familiär bedingte Prädispositionen zur BPH in Betracht. Bei männlichen Zwillingen sind hohe Konkordanzraten bei BPH bekannt. Männliche Geschwister von Patienten mit klinischer BPH haben eine sechsfach erhöhte Wahrscheinlichkeit, ebenfalls diese Erkrankung zu bekommen.

Die Konsensuskonferenz in Paris (1997) hat, wie bereits ausgeführt, die Faktoren, die das Prostatawachstum beeinflußen sollen, in extrinsische und intrinsische Faktoren unterteilt (s. Tabelle 1-1). Diese Vorstellungen sind eher klinisch orientiert und berücksichtigen weniger die neueren, detaillierteren molekularen und genetischen Erkenntnisse. Es lassen sich nämlich aus molekular-biologischer Sicht für das Wachstum der gutartigen, aber auch der bösartigen Prostataveränderungen vier verschiedene Regulationsmöglichkeiten unterscheiden:

1. die autokrine Regulation für die Epithelzellen,
2. die parakrine Regulation zwischen Epithel- und Stromazellen,
3. die autonome Expression (von z. B. Onkogenen),
4. der Verlust von Suppressorgenen.

Zum besseren Verständnis der Regulationsmöglichkeiten wird auf die einzelnen Mechanismen im folgenden weiter eingegangen (s. Abb. 1-6):

- ad 1.) Die autokrine Regulation bedeutet die Steuerung des Wachstums der Epithelzelle durch zelleigene lösliche Substanzen. Ein Beispiel dafür ist die Autostimulation der Prostatazellen durch den fibroblast growth factor (FGF) und durch den transforming growth factor β1 (TGF-β1), welche beide in der Epithelzelle produziert werden und das Wachstum – abhängig von der Androgenkonzentration – auf unterschiedliche Weise beeinflussen: Sie führen zum Wachstumsstillstand bzw. zum programmierten Zelltod (Apoptose) bei hohen und zur Proliferation bei niedrigen Androgenkonzentrationen.
- ad 2.) Parakrine Regulation bedeutet die Wachstumssteuerung durch lösliche Substanzen zwischen Prostataepithel- und Stroma-

zellen. Ein typisches Beispiel ist die Bildung und Sekretion von Faktoren wie der keratinocyt growth factor (KGF) und der transforming growth factor β (TGF-β) durch Stromazellen. Diese Mediatoren beeinflussen über KGF- bzw. TGF-β-Rezeptoren die epitheliale Proliferation. Hierbei bewirkt ein erhöhtes KGF und ein vermindertes TGF-β eine vermehrte Proliferation der Prostataepithelzellen. Auch dieses androgenunabhängige Wachstum findet sich sowohl bei der normalen Prostata als auch bei der BPH und in bestimmten Formen des Prostatakarzinoms.

- **ad 3.)** Auch weitere Wachstumsmechanismen sind denkbar: hierzu gehören die Überexpression von Genen der Wachstumsfaktoren oder die Aktivierung von Onkogenen. Ein Beispiel hierfür ist die verstärkte Bildung der Rezeptoren für den transforming growth factor α (TGF-α) oder den epidermal growth factor (EGF-R), die über autokrine Mechanismen oder über die Aktivierung der Phosphorylierung und damit der sog. Second-messenger-Kaskade das Wachstum der Epithelzellen verstärken. In gleicher Weise könnte auch Interleukin-6 (IL-6), welches über stromale Zellen parakrin oder über Epithelialzellen autokrin wirken kann, das Entstehen der BPH begünstigen.

- **ad 4.)** Desweiteren kann durch den Verlust von Suppressorgenen des Wachstums die Proliferation gefördert werden. Ein Beispiel hierfür ist die Inhibition der Proliferation durch heteromere Rezeptoren für TGF-β (TβRI und TβRII). Beide sind für die Signaltransduktion nötig. Mutationen im TβRI-Gen führen zu einem Verlust der Suppressoraktivität und damit zur Proliferation.

Diese nur exemplarisch genannten Mechanismen, die bei weitem nicht alle Möglichkeiten einer denkbaren Proliferationssteuerung beleuchten, zeigen einige der komplexen molekularen Mechanismen bei der Entwicklung der BPH; weitere Erkenntnisse bleiben abzuwarten.

1.3 Bedeutung der Prostatavergrößerung für das Gesamtkollektiv der älteren männlichen Generation

Angesichts der „strategisch" wichtigen Lage des Organs ist die mögliche Behinderung des Harnflusses und damit die Blasenentleerungsstörung bei einer vergrößerten Prostata leicht zu verstehen.

Aber nicht jeder älter werdende Mann mit benigner Prostatahyperplasie gibt Miktionsbeschwerden an, obwohl knapp 80% der 60-Jährigen sowie mindestens genauso viele 70- und 80-Jährige eine Prostatahyperplasie aufweisen; aber nicht jeder von ihnen wird deshalb behandelt. Hieraus läßt sich schlußfolgern: nicht jeder BPH-Träger ist auch BPH-Kranker.

Dieser Umstand hängt speziell auch mit der Art des Prostatawachstums zusammen. Bei Vergrößerung der Prostata-Seitenlappen (s. Abb. 1-4) kommt es häufiger erst im fortgeschrittenen Stadium zur Einengung des Urethralumens mit einer Verlängerung der prostatischen Urethra und letztendlich zu den konsekutiven Miktionsbeschwerden. Dagegen ist die subvesikale Obstruktion durch ein ventilartiges Wachsen der Prostata im Sinne einer Mittellappen-Hyperplasie frühzeitiger mit Symptomen vergesellschaftet.

1.4 Weiterführende Literatur

Alken CE, Staehler W (1973) Klinische Urologie. Georg Thieme-Verlag, Stuttgart New York

Alken P, Walz P (1998) Urologie. Chapman & Hall, Weinheim

Hautmann R, Huland H (1997) Urologie. Springer-Verlag, Berlin Heidelberg New York Tokyo

Helpap B 1992 Pathologie der benignen Prostatahyperplasie (BPH). In: Vahlensieck W, S. Rutishauser G. (Hrsg.) Benigne Prostatahyperplasie. Georg Thieme-Verlag, Stuttgart New York, pp 86–100

Helpap B (1998) The prostate. Georg Thieme-Verlag, Stuttgart New York

Huggins C, Stevens RA (1940) The effect of castration on benign prostatic hypertrophy in men. J Urol 43:705–711

Janssen T, Petein M, van Velthoven R, de Decker R, Assenmacher C, Corbusier A, Pasteels JL, Schulman C (1997) Coregulatory effects of epidermal growth factor, dihydrotestosterone and prolactin on benign human prostatic hyperplasia tissue culture proliferation. Prostate 30(1):47–52

Jocham D, Miller K (1994): Praxis der Urologie (2 Bände). Georg Thieme-Verlag, Stuttgart New York

Kupeli B, Soygur T, Aydos K, Ozdiler E, Kupeli S (1997) The role of cigarette smoking in prostatic enlargement. Br J Urol 80 (2):201–204

Lawson RK (1997) Role of growth factors in benign hyperplasia. Eur Urol 32 (Suppl1):22–27

McNeal JE, Redwine EA, Freiha FS, Stamey ThA (1988) Zonal distribution of prostatic adenocarcinoma. Correlation with histological pattern and direction of spread. Am J Surg Pathol 12:897–906

Melchior HJ, Schulze H, Seabert J, Sökeland J (1994) Neue Perspektiven in der Behandlung der Prostatahyperplasie. Deutsches Ärzteblatt 15:792–797

Rotkin ID (1983) Origins, distribution and risk of benign prostatic hypertrophy. In: Hinman F (Hrsg.) Benign prostatic hypertrophy. Springer-Verlag, Berlin Heidelberg New York Tokyo, pp 10–17

Sanda MG, Doehring CB, Binkowitz B, Beaty TH, Partin AW, Hale E, Stoner E, Walsh PC (1997) Clinical and biological characteristics of familial benign prostatic hyperplasia. J Urol 157:876–879

Sökeland J (1995) Benigne Prostatahyperplasie. Georg Thieme-Verlag, Stuttgart New York

Weisser H, Krieg M (1997) Die benigne Prostatahyperplasie – das Ergebnis einer altersbedingten Entgleisung der Androgen-Estrogen-Balance? Urologe A 36:3–9

Zwergel Th (1999) Die Hyperproliferation der Prostata. In W. Siegenthaler: Innere Medizin. Georg Thieme-Verlag, Stuttgart New York (im Druck)

Zwergel U (1993a) Benigne Prostatahyperplasie: Operation oder alternative Behandlungsmöglichkeiten. Der informierte Arzt – La gazette médicale 14:871–877

Zwergel U (1993b) Benigne Prostatahyperplasie. Saarl Ärzteblatt 11:506–511

2 Symptome, Stadieneinteilung und Diagnostik

2.1 Symptome bei benigner Prostatahyperplasie

Eine Vielzahl von Beschwerden beim Wasserlassen werden von den Patienten mit benigner Prostatahyperplasie angegeben. Sie korrelieren nicht unbedingt mit den patho-anatomisch nachweisbaren Substraten (s. Unterscheidung zwischen Seitenlappen- und Mittellappen-Adenom, s. Abb. 1-4).

Die ersten Beschwerden sind diskret. Startverzögerungen beim Wasserlassen, verlängerte Miktionszeit und geringes Harnnachträufeln deuten auf eine kompensierte Blasenentleerungsstörung.

Allgemein unterscheidet man seit vielen Jahren obstruktive Blasenentleerungsstörungen von mehr irritativen Miktionsbeschwerden. Gemäß dem Vorschlag der BPH-Experten bei der internationalen Konsensus-Konferenz in Paris 1997 sollen künftig die Begriffe obstruktive Symptome durch „voiding symptoms" und irritative Symptome durch „storage symptoms" ersetzt werden. Es bleibt allerdings abzuwarten, ob sich diese Begriffe bei den deutschen Ärzten durchsetzen werden.

Zur ersten Gruppe der obstruktiven Symptome (voiding symptoms) gehören neben der Harnstrahlabschwächung die Startverzögerung und Verlängerung der Miktion, das postmiktionelle Nachträufeln sowie ein verstärktes Restharngefühl, welches gelegentlich im Sinne seiner Maximalausprägung in einem akuten Harnverhalt mündet (Tabelle 2-1). Als irritative Symptome (storage symptoms) sind häufige Blasenentleerung (Pollakisurie), häufiges nächtliches Wasserlassen (Nykturie), schmerzhafte Miktion (Dysurie) und/oder vermehrter Harndrang bis hin zur Dranginkontinenz zu nennen. Diese Symptome werden auf eine Detrusorhyperaktivität zurückge-

Tabelle 2-1. Miktionssymptome bei benigner Prostatahyperplasie

Obstruktive Symptome (durch die „Gewebsvermehrung" am Blasenhals verursacht)	*Irritative Symptome* („Reizsymptome" von Blase und Blasenhals)
abgeschwächter Harnstrahl	erhöhte Miktionsfrequenz
verlängerte Miktionszeit	- tagsüber >3 stündlich
verzögerter Miktionsbeginn	- nachts > 0 mal
Harnstottern	schmerzhafte Miktion
Nachträufeln	imperativer Harndrang
Restharn	Dranginkontinenz

führt und eventuell durch die parallel bestehenden Harnwegsinfektionen unterhalten oder verstärkt.

Zunehmende Restharnbildung mit Volumenbelastung der Blase erschöpft letztendlich die Blasenmuskulatur bzw. deren Kompensationsfähigkeit. Dies kann zur Überlaufinkontinenz führen mit ständigem Urinabgang bei maximal gefüllter Harnblase (Ischuria paradoxa) und/oder völligem Unvermögen Wasser zulassen (Harnverhalt). Der Übergang zur vollständigen Dekompensation ist dabei fließend.

Die Maximalausprägung der Folgeerkrankungen einer benignen Prostatahyperplasie ist die Niereninsuffizienz, welche sekundär entsteht und durch die aszendierende Harnstauung beidseits und die obstruktive Nephropathie charakterisiert wird. Sie führt zu einer renalen Symptomatik mit allen Zeichen der chronisch dekompensierten Niereninsuffizienz. Diese Patienten bedürfen zunächst einer urologischen Behandlung mit Entlastung der Harnblase. Wenn sich die Nieren nicht erholen, d. h. die Harnstauungen sich nicht zurückbilden und die Retentionswerte (der Laborwerte) stark erhöht bleiben, wird in solchen Fällen eine nephrologische Betreuung mit regelmäßiger Dialyse notwendig (s. Kap. 3.2).

2.2   Stadieneinteilung der benignen Prostatahyperplasie

Die Indikationsstellung zur Behandlung der BPH muß sich am Schweregrad der Erkrankung orientieren. Seit Jahrzehnten erfolgte die Stadieneinteilung bevorzugt nach Alken (1955) und zwar anhand der im folgenden genannten Kriterien (Tabelle 2-2).

Patienten im Stadium I haben unterschiedliche Beschwerden beim Wasserlassen; sie beklagen beginnende obstruktive und irritative Miktionssymptome, aber weisen noch keinen Restharn auf; diese Patienten werden meist medikamentös behandelt.

Im Stadium II werden Restharnbildung und erste Veränderungen der Blase festgestellt (Detrusorhypertrophie); hier erfolgt die Behandlung medikamentös (z. B. mit α-Rezeptoren-Blockern) oder operativ.

Im Stadium III treten Überlaufblase und Harnverhalt auf; durch den Rückstau können Harnstauungsnieren entstehen; die konsekutive Nierenschädigung kann in seltenen Fällen sogar zur terminalen dialysepflichtigen Niereninsuffizienz führen (s. Kap. 2.1). Als Sofortmaßnahmen wird bei diesen Patienten die Harnblase entlastet; dies erfolgt am besten mit einem suprapubischen Blasenkatheter. Bei Harnstauung muß nach Entlastung der Blase die Normalisierung des oberen Harntraktes abgewartet werden, bevor die Prostatahyperplasie selbst behandelt wird.

Tabelle 2-2. Stadieneinteilung der benignen Prostatahyperplasie. (Nach Alken 1955)

Stadium I (Reizstadium)	Kompensierte Erkrankung Verzögerter Miktionsbeginn, häufige Miktion und Nykturie, kein Restharn
Stadium II (Restharnstadium)	Beginnende Dekompensation Zunahme der dysurischen Beschwerden (Pollakisurie) Restharn (100–150 ml)
Stadium III (Dekompensationsstadium)	Dekompensierte Erkrankung Überlaufblase, Harnverhalt Harnstauungsnieren, Niereninsuffizienz

Neben der beschriebenen Einteilung in drei Stadien (nach Alken 1955), wird auch eine Unterteilung in vier Stadien (nach Vahlensieck 1983) verwendet (Tabelle 2-3). Bei dieser Kategorisierung werden außer den Pathologika der Miktion zusätzlich patho-anatomische Veränderungen mitberücksichtigt.

Kritisch wird angemerkt, daß die in den geschilderten Stadieneinteilungen erfaßten Beschwerden aktuell als zu allgemein formuliert angesehen werden. Besser und exakter werden die Symptome in den Erhebungsbögen („Scores") erfaßt (Abb. 2-1).

Tabelle 2-3. Stadieneinteilung der benignen Prostatahyperplasie (in 4 Stadien nach Vahlensieck 1983), zusätzlich gestützt auf Veränderungen der Miktionssymptomatik, Anatomie der Prostata und Rückwirkung auf die oberen Harnwege

Stadium I:
- keine Miktionsstörungen
- mehr oder weniger ausgeprägte BPH
- Uroflow über 15 ml/s
- kein Restharn
- keine Trabekelblase

Stadium II:
- wechselnde Miktionsstörungen
  (Frequenz, Kaliber)
- mehr oder weniger ausgeprägte BPH
- Uroflow zwischen 10 und 15 ml/s
- keine oder beginnende Trabekelblase

Stadium III:
- permanente Miktionsstörungen
  (Frequenz, Kaliber)
- mehr oder weniger ausgeprägte BPH
- Uroflow unter 10 ml/s
- Restharn über 50 ml
- Trabekelblase

Stadium IV:
- Permanente Miktionsstörungen
  (Frequenz, Kaliber)
- mehr oder weniger ausgeprägte BPH
- Uroflow unter 10 ml/s
- Dilatationsblase
- Harnstauung der oberen Harnwege

Patient: ____

Geb.: _____________________ Nr.: _______________________

Erstuntersuchung ☐   Verlaufskontrolle ☐

    (__) ohne Bhdlg.

    (__) unter Bhdlg. mit ______________

    (__) nach Bhdlg. mit ______________ .

    (__) nach Operation

Praxis/Krankenhaus (Stempel)

Untersuchungsdatum ___________________

I-PSS (S)

Alle Angaben beziehen sich auf die <u>letzten 4 Wochen</u> Bitte ankreuzen:	niemals	seltener als in einem von fünf Fällen (<20%)	seltener als in der Hälfte aller Fälle	ungefähr in der Hälfte aller Fälle (ca. 50%)	in mehr als der Hälfte aller Fälle	fast immer
1. Wie oft hatten Sie das Gefühl, daß Ihre Blase nach dem Wasserlassen nicht ganz entleert war?	0	1	2	3	4	5
2. Wie oft mußten Sie innerhalb von 2 Stunden ein zweites Mal Wasser lassen?	0	1	2	3	4	5
3. Wie oft mußten Sie beim Wasserlassen mehrmals aufhören und wieder neu beginnen (Harnstottern)?	0	1	2	3	4	5
4. Wie oft hatten Sie Schwierigkeiten, das Wasserlassen hinauszuzögern?	0	1	2	3	4	5
5. Wie oft hatten Sie einen schwachen Strahl beim Wasserlassen?	0	1	2	3	4	5
6. Wie oft mußten Sie pressen oder sich anstrengen, um mit dem Wasserlassen zu beginnen?	0	1	2	3	4	5
7. Wie oft sind Sie im Durchschnitt nachts aufgestanden, um Wasser zu lassen? Maßgebend ist der Zeitraum vom Zubettgehen bis zum Aufstehen am Morgen.	niemals (0)	einmal (1)	zweimal (2)	dreimal (3)	viermal (4)	fünfmal oder mehr (5)
S =						

Lebensqualitätsindex (L)

Wie würden Sie sich fühlen, wenn sich Ihre jetzigen Symptome beim Wasserlassen künftig nicht mehr ändern würden? Bitte ankreuzen:	ausgezeichnet (0)	zufrieden (1)	überwiegend zufrieden (2)	gemischt, teils zufrieden, teils unzufrieden (3)	überwiegend unzufrieden (4)	unglücklich (5)	sehr schlecht (6)
L =							

Abb. 2-1. Fragebogen für den Patienten zur Erhebung der Miktionsbeschwerden: Internationaler Prostata-Symptomenscore (IPSS) und Lebensqualitätsindex (L).

Die Bedeutung der Stadieneinteilungen hat sich zusätzlich seit der Einführung der neuen Nomenklatur der Lower Urinary Tract Symptoms (L.U.T.S.) gewandelt. Danach unterscheidet man:

- pBPH (Benign Prostatic Hyperplasia): pathohistologische Diagnose
- BPE (Benign Prostatic Enlargement): Prostatavergrößerung > 30 ccm
- BOO (Bladder Outlet Obstruction): urodynamisch gesicherte Blasenentleerungsstörung
- BPO (Benign Prostatic Obstruction): beeinhaltet BOO und BPE

Nach den neuen Leitlinien zur Diagnostik und Therapie soll zusätzlich als neuer Oberbegriff das „benigne Prostata-Syndrom" (BPS) eingeführt werden.

Inwieweit sich die neuen Begriffe im klinischen Alltag durchsetzen werden, bleibt abzuwarten. Da die meisten Angaben in der medizinischen Literatur sich an den konventionellen Stadieneinteilungen orientieren bzw. diese zur Auswertung zugrunde gelegt wurden, wird auch in diesem Buch häufig noch auf die „alte" Klassifikation (speziell die nach Alken 1955) zurückgegriffen. Die begrenzte Übertragbarkeit der verschiedenen Stadien zwischen den genannten Klassifikationssystemen hat auch weitreichende Bedeutung im klinischen Alltag: Sie erschwert die Beurteilbarkeit verschiedener Therapien und ihrer Erfolge untereinander erheblich.

2.3   Komplikationen und Spätfolgen bei benigner Prostatahyperplasie

Beim „fortgeschrittenen" Stadium (Stadium III nach Alken 1955) sind die bereits erwähnten Rückwirkungen auf den oberen Harntrakt am schwerwiegendsten. Eine lang anhaltende Harnstauung mit konsekutiver Niereninsuffizienz, wobei die Zeitdauer meist nicht zu erheben ist, ist nicht immer reversibel. Diese Patienten können dann lebenslang dialysepflichtig bleiben.

Als weitere Folgen und Komplikationen bei BPH sind zu nennen (entsprechende %-Angaben von Sökeland 1995): rezidivierende

Harnwegsinfekte (eventuell mit rezidivierenden Nebenhodenentzündungen) (in 5–10%), akute Harnverhaltung (in 2–5%), Blutung aus der Harnröhre (in 2–3%), Blasensteine (in ca. 2%), Balkenblase und Pseudodivertikel, Überlaufblase (mit Ischuria paradoxa).

2.4   Diagnostik bei benigner Prostatahyperplasie

Bedingt durch die Diskrepanz zwischen hoher Inzidenz der BPH bei gleichzeitig erheblich niedrigerer Morbidität, muß mittels Diagnostik gezielt zwischen Therapie-bedürftigen Patienten und solchen unterschieden werden, welche von einer Behandlung nicht profitieren und lediglich Kontrollen benötigen. Diese Tatsache stellt hohe Anforderungen an die prätherapeutische Diagnostik.

Liegen ein Harnverhalt oder sogar eine BPH-bedingte postrenale Abflußstörung (Stadium III der BPH) vor, ist immer Handlungsbedarf gegeben. Zunächst ist hier nur die notfallmäßig notwendige Diagnostik (im wesentlichen die Sonographie des Harntraktes, s. Kap. 2.4.5) durchzuführen und gleich anschließend die dringend erforderliche Therapie (Zystostomie-Einlage, s. Kap. 3.2) einzuleiten.

Handelt es sich demgegenüber um einen Patienten mit BPH, allerdings ohne Harnverhalt oder Harnstauung (d. h. nicht um ein Stadium III der BPH), so müssen durch ausführliche Diagnostik die subjektiven Beschwerden und die objektiven Befunde eingehend analysiert und der Therapieentscheidung zugrunde gelegt werden.

Wird die BPH nur zufällig im Rahmen von diagnostischen Abklärungen wegen anderer Erkrankungen festgestellt und beklagt der Patient keine Miktionsbeschwerden, so wird man die Diagnostik auf ein Minimum begrenzen (Anamnese, Urinstatus, Sonographie der Nieren und der Harnblase und PSA-Bestimmung, s. nächstes Kapitel). Eine Behandlung ist dann grundsätzlich nur erforderlich, wenn objektive Parameter (z. B. Harnstauung, Nierenfunktionsschädigung, große obstruktive Prostatahyperplasie) einem abwartenden und kontrollierenden Vorgehen entgegenstehen.

Im einzelnen ist bei der Diagnostik von Miktionsbeschwerden, wie im folgenden beschrieben, vorzugehen:

2.4.1   Anamnese

Vor jeder Therapie muß selbstverständlich immer eine ausführliche Anamnese erhoben werden. Begonnen wird mit einer exakten Miktions-Anamnese, bei welcher gezielt nach den Gewohnheiten bzw. Auffälligkeiten beim Wasserlassen gefragt wird: Miktions-Frequenz am Tage und in der Nacht, verzögerter Miktionsbeginn, Harn-Nachträufeln, Stärke des Harnstrahls, Restharngefühl, vermehrte Drangsymptomatik und/oder Harninkontinenz.

2.4.2   Standardisierte Fragenbögen/Objektivierung der Befunde

Die Beschwerden des Patienten sollten unter dem Gesichtspunkt des „quality of life managements" möglichst objektiviert werden. Hierzu ist die Evaluierung mittels eines standardisierten Fragebogens hilfreich und sinnvoll. Der Erhebungsbogen stellt die Basis für reproduzierbare und vergleichbare Therapieentscheidungen im Verbund mit den „objektivierten" Symptomen dar.

Es stehen heute mehrere anerkannte und praktikable Fragebögen zur Verfügung. Empfehlenswert ist der International Prostatic Symptom Score (IPSS) (s. Abb. 2-1) (Melchior et al. 1994), dessen Fragen identisch sind mit dem American Urological Association (AUA) Symptom Index. Als weitere eingesetzte Symptomenscores sind der Boyarsky Symptom Score und – noch seltener verwendet – der Madsen Symptom Score zu nennen. Alle basieren auf dem gleichen Grundgedanken der Objektivierung der Symptome (z. B. bessere Beurteilung der Symptomveränderungen vor und nach einer Behandlung); sie unterscheiden sich allerdings durch unterschiedliche Schwerpunkte. Dies erklärt auch, warum Score-Werte nicht unbedingt einheitlich und damit auch nicht direkt vergleichbar sind.

1997 wurde darüber hinaus, ähnlich der TNM-Klassifikation bei Malignomen, ein PSQF-System für BPH-Patienten vorgeschlagen

Tabelle 2-4. PSQF-System für BPH-Patienten: es werden die Stadien 1–3 unterschieden; diese werden in Abhängigkeit vom Prostatavolumen (P), dem internationalen Prostata-Symptomen-Score (S), dem Lebensqualitätsfaktor (Q) und dem maximalen Harnfluß (F) bestimmt

Stadien	1	2	3
P Volumen (ml)	<40	40–70	>70
S IPSS	<8	8–19	>20
Q Lebensqualität	0–2	3	4–6
F Harnfluß (ml/s)	>12	8–12	<8

(Tabelle 2-4), das zu einer nochmals verbesserten, rationaleren Bewertung und konsekutiv angepaßten Therapie führen soll (Vallencien 1998). Entsprechend diesem System könnten „S1/Q1 Patienten" bezüglich ihrer Miktionssymptomatik nur beobachtet werden („watchful waiting"), während „P2/S2 Patienten" einer interventionellen Behandlung zugeführt werden könnten.

2.4.3   Rektal-digitale Untersuchung

Die erste wesentliche diagnostische Maßnahme zur Beurteilung der Prostata nach der urologischen Anamnese ist die rektal-digitale Untersuchung. Sie kann in Seitenlage, Steinschnittlage (auf dem „Gynäkologischen Stuhl") oder am besten und schnellsten für die Routine-Diagnostik „vorn übergebeugt" vorgenommen werden.

Diese Routineuntersuchung sollte selbstverständlich sein und soll Auskunft über die Prostatagröße und -beschaffenheit geben (Tabelle 2-5).

Der tastende Finger kann zwar keine exakte Volumenbestimmung, aber einen Schätzwert über die Größe der Prostata liefern. Erwähnt sei hier, daß zur Größenbeschreibung gern bildliche Vergleiche wie z. B. Größe einer Kastanie oder eines Apfels verwendet werden. Es sei auch nochmals darauf hingewiesen, daß der Grad der Blasenentleerungsstörung nicht allein von der Größe der zu tastenden Drüse abhängig ist. So kann bereits eine kleine Vorsteherdrüse

Tabelle 2-5. Die rektal-digitale Untersuchung: wesentliche Merkmale, auf die anläßlich dieser Untersuchung geachtet werden sollte. Als weiteres sollten auch mögliche Veränderungen des Enddarmes (z. B. Hämorrhoiden, Darmtumoren) mit erfaßt werden

Bei der Palpation der Prostata sind folgende Merkmale zu beachten:

1. Umfang der Prostata-Drüse („Grenzen des Organs")
2. Vorwölbung zum Rektum („Prostata-Volumen")
3. Symmetrie der Prostata
4. Lage der Prostata-Drüse (hochstehend – tiefstehend)
5. Verschieblichkeit des Organs
6. Konsistenz der Prostata

oder eine Enge des Blasenhalses (Sphinktersklerose) eine Harnabflußstörung hervorrufen und die Ursache von Miktionsstörungen sein. Andererseits kann bei einer erheblichen Vergrößerung der Prostataseitenlappen der Patient lange asymptomatisch sein. Demgegenüber können durch Schwellung (Kongestion, Entzündung des Organs) eine hyperplastische Vorsteherdrüse vorgetäuscht und frühzeitig Probleme beim Wasserlassen hervorgerufen werden.

Die rektal-digitale Untersuchung gibt speziell über die Beschaffenheit des Organs (Härte, Knoten, Abgrenzbarkeit, Symmetrie) wertvolle Auskunft. Sie ist damit die einfachste Methode zur Erfassung möglicher Veränderungen im Sinne eines Prostatamalignoms. Bei verdächtigem Tastbefund wird eine weiterführende Diagnostik notwendig (s. Kap. 2.4.4.3).

Darüber hinaus können mit der rektal-digitalen Untersuchung weitere Veränderungen im Bereich des Enddarmes (Hämorrhoiden, Darmtumoren) entdeckt oder zumindest vermutet werden.

Durch eine orientierende neurologische Untersuchung (Erhebung des neuro-urologischen Status: Prüfung des Analsphinktertonus oder des Bulbo cavernosus-Reflexes) können gleichzeitig mit Hilfe des tastenden Fingers erste Hinweise auf eine neurogene Blasenentleerungsstörung (beispielsweise bei Multipler Sklerose oder als Folge von neurologischen Schäden bei Diabetes mellitus) gewonnen werden.

Auch heute gilt die rektal-digitale Untersuchung durch ihre einfache und kostengünstige Durchführung sowie ihrer Sensitivität als eine sehr wertvolle diagnostische Maßnahme, die im Gesundheits-Vorsorgeprogramm für Männer ab dem 45. Lebensjahr fest verankert ist. Leider wird dieser Möglichkeit viel zu geringe Bedeutung geschenkt, weiß man doch, daß nur etwa 10–15% der berechtigten Männer sie jährlich in Anspruch nehmen.

Zur weiteren Basisdiagnostik gehören Laboruntersuchungen (im wesentlichen der Urinstatus und einige Serum-Retentionswerte) sowie die Sonographie der Nieren und der Harnblase. Eventuell schließen sich Röntgenuntersuchungen (Urographie), Funktionsprüfungen (Urodynamik) und ggf. eine Harnröhrenblasenspiegelung (Urethrozystoskopie) an.

2.4.4   Laboruntersuchungen

Laborchemische Untersuchungen umfassen als erstes die Erhebung des Urinstatus.

2.4.4.1   Urinstatus

Die exakte Interpretation einer Urinuntersuchung ist nur bei korrekter und möglichst unter standardisierten Bedingungen erfolgter Gewinnung und Verarbeitung der Harnprobe möglich. Besonders wichtig ist, Verunreinigungen zu vermeiden.

Bei Männern wird Mittelstrahlurin untersucht. Nach Retraktion der Vorhaut und Reinigung des Meatus urethrae externus wird zunächst die erste Urinportion „frei" miktioniert und verworfen. Anschließend werden ca. 30 bis 50 ml in einem sterilen Gefäß aufgefangen, das sofort verschlossen und der Analyse zugeführt wird.

Die Routine-Urinuntersuchung umfaßt als wesentliche Punkte die makroskopische und mikroskopische Analyse sowie die chemische und mikrobiologische Untersuchung ggf. mit Resistenzbestimmung.

Das Aussehen des Harns (Farbe, Beschaffenheit) kann bereits erste Hinweise auf pathologische Veränderungen liefern. So kann z. B. trüber Urin auf eine Proteinurie oder einen Harnwegsinfekt deuten. Auch verschiedene Rotfärbungen des Urins können auf die Ursache einer Erkrankung hinweisen (z. B. Makrohämaturie durch Blutung, medikamentös bedingte Rotfärbung des Urins).

Die mikroskopische Untersuchung (am besten des Urinsediments nach Zentrifugation) ermöglicht vor allem die zellulären Elemente des Urins (Leukozyten, Erythrozyten) sowie Eiweißzylinder, Harnlipoide, Kristalle und Bakterien zu erfassen. Dieser Untersuchung wird der größte qualitative Informationsgehalt zugeordnet. Der Nachweis von Leukozyten läßt immer einen Harnwegsinfekt vermuten. Eine Erythrozyturie ist solange tumorverdächtig (Tumor im gesamten Harntrakt möglich), bis das Gegenteil bewiesen ist.

Die chemischen Daten (pH, Nitrit, Glucose, Keton, Eiweiß, eventuell auch Bilirubin und Urobilinogen) werden im klinischen Alltag weitgehend mittels semiquantitativen Teststreifenmethoden bestimmt. Viele der handelsüblichen Teststreifen weisen auch ein Feld für den Nachweis von Leukozyten auf. Allerdings sollte nur bei negativem Teststreifenergebnis auf die mikroskopische Sedimentuntersuchung verzichtet werden. Bei positivem Befund sollte die mikroskopische Analyse auf jeden Fall angeschlossen werden.

Grob qualitativ kann ein Bakterienwachstum im Urin durch den Nitrittest eines Teststreifens erfolgen. Zur semiquantitativen Beurteilung der Keimzahl eignet sich die mikroskopische Untersuchung des Urinsedimentes. Es sei nochmals darauf hingewiesen, daß nur frisch gewonnener Urin verwendet werden darf, da sich im stehenden Harn Bakterien schnell vermehren. Zum genaueren Nachweis (bzw. Ausschluß) eines Bakterienwachstums werden Urinkulturen angelegt. Heute verwendet man im klinischen Alltag kommerziell hergestellte Fertignährböden. Für die Praxis hat sich das Uricultverfahren bewährt. Es handelt sich um Plastikplatten, die mit verschiedenen Nährböden beschichtet sind. Diese Platten sind mit dem Deckel eines Röhrchens fest verankert. Sie werden in den frischen, in einem sterilen Gefäß aufgefangenen Urin getaucht („Tauchnährböden") und dann in das Röhrchen „eingedreht". Anschließend werden die Röhrchen zur Bebrütung bis zu 24 Stunden bei 34–37 °C aufbewahrt. Danach wird die Anzahl der Kolonien durch Vergleich mit Standardabbildungen semiquantitativ geschätzt, um so die Keimzahl pro Milliliter Urin zu erhalten. Bei Keimzahlen über

100.000/ml Urin liegt meist ein behandlungsbedürftiger Harnwegsinfekt vor. Im Falle einer „positiven" Kultur wird das gesamte Gefäß zur Keimaustestung in ein bakteriologisches Institut gesandt.

In der Regel wird bei einem Harnwegsinfekt nur ein Erreger nachgewiesen. Bei Anzüchtung apathogener Keime oder einer Mischflora besteht demgegenüber immer der Verdacht auf eine Verunreinigung. Um eine testgerechte Antibiotikabehandlung im Falle eines Harnwegsinfektes einzuleiten, sollten jeweils Wirksamkeits- bzw. Resistenzbestimmungen für wesentliche Antibiotika erfolgen.

2.4.4.2 Serum-Retentions-Werte

Zu den wesentlichen, für die BPH wichtigen Serumparametern gehören Kreatinin, Harnstoff und Elektrolyte (Natrium, Kalium, Kalzium und Chlorid). Die Serum-Retentions-Werte geben Aufschluß über mögliche Nierenschädigungen, speziell wichtig im sog. Stadium III bei BPH.

2.4.4.3 Prostataspezifisches Antigen (PSA)

Das seit 1979 bekannte Prostataspezifische Antigen ist ein weiterer fester Bestandteil der Routine-Serumdiagnostik bei BPH-Patienten (Jocham u. Miller 1994). Bei PSA handelt es sich um ein Glykoprotein, das sowohl in benignen als auch in malignen Epithelzellen der Prostata gebildet wird und eine hohe Organspezifität aufweist. Die Halbwertszeit im Blut beträgt ca. 2 Stunden. Nach vollständiger Prostataentfernung (z. B. nach radikaler Prostatektomie im Falle eines Prostatakarzinoms) können allerdings bis zu 2 Wochen vergehen, bis die erhöhten PSA-Konzentrationen einen nicht mehr meßbaren Werte-Bereich erreichen.

Erhöhte PSA-Werte (in der Regel >4 ng/ml, allerdings vom jeweils verwendeten Bestimmungsverfahren abhängig) können das Vorliegen eines Prostatakarzinoms anzeigen, müssen aber im Zusammenhang mit anderen Parametern (z. B. Patientenalter, Volumen der Prostatadrüsen, Prostataentzündung, vorherige Manipulation, z. B. rektal-digitale Untersuchung) beurteilt werden. Besonders wird auch darauf hingewiesen, daß Medikamente den PSA-Wert verändern können. Hier ist speziell die antiandrogene Behandlung einschließlich der Gabe von Finasterid (Proscar®) zu nennen. Nach

Einnahme einer solchen Substanz kann das Serum-PSA niedriger ausfallen und so eventuell ein Prostatakarzinom kachieren. Umgekehrt können nach Einnahme von unterschiedlichen Chemotherapeutika wie Cisplatin, Methotrexat, Epirubicin, Mitomycin und Estramustinphosphat erhöhte PSA-Konzentrationen nachgewiesen werden. Das gleiche gilt für zwei- und dreiwertige Metallionen, Estradiol, Vitamin C sowie bei ikterischen und lipämischen Seren (Jocham u. Miller 1994). Auch Kalziumantagonisten, Vasodilatatoren sowie Koronartherapeutika können ebenso zu Fehlbestimmungen im Sinne eines falsch positiven Befundes führen (Tabelle 2-6).

Tabelle 2-6. Medikamente, die eine PSA-Erhöhung hervorrufen: Internationale Freinamen und eine Auswahl an Handelsnamen (Nach Jocham u. Miller 1994)

Kalziumantagonisten

Diltiazem:	Dilzem
Nifedipin:	Adalat, Aprical, Cordicant, Corotrend, Dignokonstant, Duranifin, Nife-Puren, Nifedipat, Nifedipin, Nifehexal, Nifical, Pidilat
Nisoldipin:	Baymycard
Nitrendipin:	Bayotensin
Verapamil:	Durasoptin, Isoptin, Praecicor, Verahexal, Veramex, Veranorm, Verapamil, Veroptinstada
Gallopamil:	Procorum
Fendilin:	Sensit

Vasodilatatoren

Isosorbiddinitrat:	Corovliss, Dignonitrat, Duranitrat, Isdin, ISDN, Isoforce, Isoket, Iso Mack, Iso-Puren, Isostenase, Maycor, Nitrosorbon, Nitro-Tablinen, Rifloc, Sorbidilat

Neurotropika

Piracetam:	Cerepar

Vasodilatatoren, Antihistaminika

Cinnarizin:	Cinna, Cinnarizin, Stutgeron
Flunarizin:	Sibelium

Koronartherapeutika

Oxyfedrin:	Ildamen

Gegenüber den früher verwendeten Markern für das Prostatakarzinom (alkalische, saure, prostataspezifische Phosphatasen) ist PSA erheblich aussagekräftiger, so daß die Phosphatasen für die Diagnostik und Beobachtung des Krankheitsverlaufes bei Prostataerkrankungen keine wesentliche Bedeutung mehr besitzen.

Es wird speziell nochmals darauf hingewiesen, daß PSA sowohl in der gutartigen als auch in der bösartigen Prostataveränderung produziert wird. PSA ist demnach kein echter Tumormarker, da alle Prostata-Epithelzellen PSA exprimieren. So ist verständlich, daß in der Regel eine verstärkte PSA-Produktion bei malignen Prostataprozessen (Prostatakarzinom) nachzuweisen ist, aber ebenso bei gutartigen Vergrößerungen der Vorsteherdrüse. Bei der BPH werden allerdings in der Regel nur Werte bis etwa 10 ng/ml festgestellt (Tabelle 2-7). PSA-Erhöhungen sind demnach prinzipiell nicht beweisend für das Vorliegen eines Prostatakarzinoms; ein Karzinom muß aber bei Befunden über 10 ng/ml, besonders wenn der Wert wesentlich höher liegt, als wahrscheinlich angenommen werden. Bei Befunden in der sog. „Grauzone" mit PSA-Werten zwischen 4 und 10 ng/ml wird in der Regel der Verdacht auf ein Karzinom geäußert und eine weitere Beobachtung oder Abklärung (eventuell sogar die Prostatabiopsie) empfohlen.

Da die alleinige PSA-Bestimmung den sicheren Nachweis oder Ausschluß eines Karzinoms nicht ermöglicht, werden weitere labor-

Tabelle 2-7. Mögliche PSA-Veränderungen bei Prostatavergrößerungen: diagnostische Hilfe zur Differentialdiagnostik von gut- und bösartiger Prostataveränderung. Es handelt sich nur um Richtwerte

	Gesamt-PSA (ng/ml)	freies PSA/Gesamt-PSA (ohne Einheit)
Normalwerte	<2	>25
„Grauzone"	4–10	15–25
Dringender Prostatakarzinom-Verdacht	>10	<15

diagnostische Parameter herangezogen bzw. sind in Erprobung. In diesem Sinne dient zur besseren Unterscheidung zwischen gut- und bösartiger Prostataerkrankung auch der Quotient aus „freiem" und „(an Protein) gebundenem" PSA. Wenn dieser Wert größer als 0,15 ist, kann eher von einer gutartigen Prostatavergrößerung ausgegangen werden; ist der genannte Quotient dagegen kleiner als 0,10, liegt mit hoher Wahrscheinlichkeit ein Karzinom vor.

Zur besseren Unterscheidung zwischen Prostataadenom und Prostatakarzinom wurde als weiterer „Parameter" die sogenannte PSA-Dichte (PSA in Abhängigkeit vom Prostatavolumen) vorgeschlagen, welche die Größe des Organs berücksichtigt. Da jedoch die sonographische Größenbestimmung der Prostata für diese Fragestellung zu ungenau ist, hat sich die Berechnung der PSA-Dichte für die gewünschte Unterscheidung zwischen BPH und Prostatakarzinom nicht bewährt. Dies gilt auch für die „PSA-velocity", bei welcher der PSA-Anstieg pro Zeiteinheit betrachtet wird; sie eignet sich gleichfalls nicht für eine Diskriminierung zwischen gutartiger und bösartiger Prostatavergrößerung.

Im Zweifelsfall sollten nicht nur bei grenzwertig pathologischen PSA-Werten, sondern auch bei unklaren Prostata-Tastbefunden zur weiteren Abklärung Gewebsproben aus der Prostata entnommen werden. Es sei allerdings erwähnt, daß auch bei eindeutigen Prostata-Tast- und PSA-Befunden im Sinne eines Karzinoms immer eine histologische Verifizierung erfolgen muß, bevor die (für den Patienten einschneidende) Therapie des Prostatakarzinoms begonnen wird. Der Verdacht auf ein Prostatakarzinom allein genügt also nicht für die Einleitung einer Therapie.

2.4.5   Sonographie

Sie zählt als einfaches, modernes und nicht invasives bildgebendes Verfahren aktuell zu den wichtigsten diagnostischen Maßnahmen. Zu unterscheiden ist zwischen der Sonographie der Nieren, der Blase und der Prostata selbst. Die Ultraschalluntersuchungen der Nieren dienen der Beurteilung des oberen Harntraktes. Als Neben- bzw. Zufallsbefunde können auf diese Weise z. B. Nierenzysten und (maligne) Nierentumore entdeckt werden (Rassweiler u. Merckle 1997). Einfach und sicher kann so auch eine Harnstauung, d. h. ein Stadium III der BPH (nach Alken 1955) nachgewiesen bzw. ausgeschlossen werden.

Um die Prostata selbst sonographisch zu erfassen, kann man vom Abdomen aus (durch die mäßig gefüllte Harnblase=transvesikal) oder vom After aus (transrektal) das Organ untersuchen. Bei der erstgenannten Untersuchung wird ein konventioneller Ultraschallkopf verwendet, mit dem von oberhalb der Symphyse transvesikal die Prostata anvisiert wird. Bei der transrektalen Ultraschalldiagnostik ist dagegen ein spezieller Schallkopf erforderlich, der dem Patienten in Steinschnittlage über den After ins Rektum eingeführt wird.

Bei Patienten mit BPH wird so zum einen die Größe der Prostata sonographisch geschätzt. Die Prostatavolumenbestimmung kann für die Operationsvorbereitung und insbesondere für die Auswahl des therapeutischen Eingriffes als Entscheidungshilfe herangezogen werden. Fernerhin wird versucht, die Dignität der Vorsteherdrüsenvergrößerung auf diese Weise zu ermitteln. Als wesentliche Aufgabe in der klinischen Routine gilt es, sonographisch das Blasenvolumen vor und nach Miktion, den sog. Restharn (s. Kap. 2.4.5.1) zu berechnen. Dieser Parameter spielt eine sehr wichtige Rolle bei der Therapieentscheidung.

2.4.5.1 Transvesikale Sonographie von Blase und Prostata, Restharnbestimmung

Mit dieser Ultraschall-Untersuchung werden, wie bereits erwähnt, zwei Ziele verfolgt: die Darstellung der Prostata selbst und die Restharnbestimmung.

Bei nicht zu adipösen Patienten und bei mäßig gefüllter (zumindest nicht vollständig entleerter Blase) läßt sich transvesikal die Prostata darstellen. Sofern ein in die Blase ragendes Mittellappenadenom vorliegt, kann dies gut erkannt werden. Auch die Volumenbestimmung der Prostata ist sonographisch vom Abdomen her über die Blase möglich, jedoch auf diese Weise eindeutig schlechter zu beurteilen im Vergleich zum transrektalen Ultraschall (s. Kap. 2.4.5.2).

Zum anderen läßt sich mit zuverlässigen Näherungsformeln das Restharnvolumen, d. h. das verbleibende Volumen in der Blase nach Miktion, bestimmen. Unter der Annahme, daß die Blase eine ellipsoide Konfiguration aufweist, werden in zwei aufeinander stehenden Ebenen die Breite, Höhe und Tiefe der Blase vermessen. Das Volumen läßt sich dann nach der Näherungsformel ermitteln:

Restharnvolumen (cm³) = Breite (cm) × Höhe (cm) × Tiefe (cm) × 0,5 (exakter Faktor: 0,5236).

Da allerdings die Blase bei kleinen Volumina eine eher unregelmäßige Form aufweist, werden die Restharn-Volumina überschätzt (zu viel Restharn angenommen). Bei großer Füllung nimmt die Blase dagegen ein eher rechteckiges Format an, wodurch der Restharn nach der angegebenen Formel als zu gering geschätzt wird (Rassweiler u. Merckle 1997).

Alternativ kann bei der sonographischen Restharnbestimmung die Näherungsformel nach Orgaz verwendet werden:

Restharnvolumen (cm³) = Breite (cm) x Höhe (cm) x 12,56.

Beachtet man die leichte Durchführbarkeit und das Fehlen jeglicher Invasivität (im Vergleich zur früher erforderlichen Einmalkatheterisierung), ist die sonographische Restharnbestimmung trotz der beschriebenen Einschränkungen ein zuverlässiges und äußerst bewährtes diagnostisches Verfahren.

2.4.5.2 Transrektale Sonographie der Prostata

Der transrektale Ultraschall (TRUS) hat in den letzten Jahren erheblich an Bedeutung gewonnen. Dies ist vor allem der Entwicklung moderner hochfrequenter Schallköpfe (bis 7 MHz) zu verdanken.

Der Schallkopf wird in Seiten- oder Steinschnittlage transrektal eingeführt. Etwas Ultraschallgel zwischen dem Schallkopf und dem vor Verunreinigung schützenden Gummiüberzug ermöglicht eine zufriedenstellende Bildqualität.

Das Prostatavolumen wird, wie alle Volumenbestimmungen, auch bei transrektaler Sonographie, nach der bereits genannten Formel ermittelt:

Breite × Höhe × Tiefe × 0,5.

Die TRUS dient allerdings nicht nur der Prostatavolumenbestimmung. Vielmehr wird auch versucht, die Dignität der Prostata zu beurteilen. Für die BPH sollen homogene Binnenechos und eine gute Grenzflächendarstellung typisch sein. Demgegenüber werden veränderte intraprostatische Binnenechos (echoarme Bezirke) im Sinne eines Malignoms gedeutet und bedürfen bei einem solchen Befund einer weiteren ggf. auch bioptischen und histologischen Klärung. Man sollte aber auch die Grenzen dieser diagnostischen Maßnahme beachten und damit den Stellenwert der Endosonographie nicht zu hoch ansetzen. Bei der sonographischen Betrachtung der BPH zeigen sich insbesondere mit zunehmender Größe des Organs einige Artefakte; fächerförmige, strahlenförmige und/oder echoarme Randartefakte können zu Fehldiagnosen führen und so den Patienten unnötig beunruhigen. Aufgrund der sehr hohen Variabilität der teils fibrös, teils eher adenomatös veränderten Prostata ist eine Zuordnung der verschiedenen sonographischen Strukturen zu pathoanatomischen Befunden häufig nicht möglich. Eine Überinterpretation der Befunde sollte also auf jeden Fall vermieden werden.

2.4.6   Röntgendiagnostik

2.4.6.1   Ausscheidungsurogramm

Das Ausscheidungsurogramm gibt Auskunft über die Funktion, Urinausscheidung und Morphologie des oberen Harntraktes. In der Vor-Sonographie-Ära wurde im Rahmen der Urographie vor und nach Miktion zusätzlich nicht invasiv (ohne Katheterisierung der Harnröhre) der Restharn bestimmt. Heute ist das Ausscheidungsurogramm nur dann unabdingbar, wenn anamnestisch eine Hämaturie aufgetreten ist und/oder ein Tumor im Harntrakt bzw. eine Urolithiasis oder eine ursächlich unklare Harnstauung vermutet wird.

2.4.6.2 Retrogrades Urethrogramm

Beim retrograden Urethrogramm handelt es sich um eine röntgen-ologische Darstellung der Harnröhre mit Hilfe eines in die Urethra eingeführten kurzen Katheters. Bei Hinweisen auf eine Harnröh-renenge können so Art und Ausdehnung der Urethrastriktur erfaßt werden.

2.4.7 Urodynamische Untersuchungen

2.4.7.1 Harnflußmessung (Uroflowmetrie)

Bei der Bestimmung der Harnflußmessung werden verschiedene Parameter wie der mittlere und maximale Harnfluß oder die Harn-flußzeit ermittelt. Der maximale Harnfluß stellt dabei den wichtig-sten Wert dar. Sein Normalwert liegt bei gesunden Männern bei über 20 ml/s (Tabelle 2-8). Mit der Aufzeichnung der Uroflowmetrie gewinnt man auf einfache Art Hinweise auf das Vorliegen einer obstruktiv oder neurogen bedingten Miktionsstörung (Abb. 2-2) (Poll u. Fröhlich 1996; Thüroff u. Schultz-Lampel 1995). In der Abbildung sind verschiedene, teils sehr charakteristische Kurven-verläufe zu erkennen, die dem mit der Uroflowmetrie vertrauten Arzt bei der Therapieplanung und -überwachung hilfreich sind.

Die Uroflowmetrie stellt allerdings nur einen – aber wichtigen – Parameter bei der Analyse von Miktionsstörungen dar. Zur weiteren Differenzierung müssen häufig eine urodynamische Untersuchung (synonyme Begriffe: Zystomanometrie, Blasendruckmessung) und die Bestimmung des neuro-urologischen Status erfolgen.

Tabelle 2-8. Grenzbereiche maximaler Harnflußwerte (Normal- und pathologische Befunde) (Nach Alken u. Walz 1998)

Normbereich	Männer	>20 ml/s
	Frauen	>25 ml/s
Grenzbereich		<15 ml/s
Pathologisch		<10 ml/s

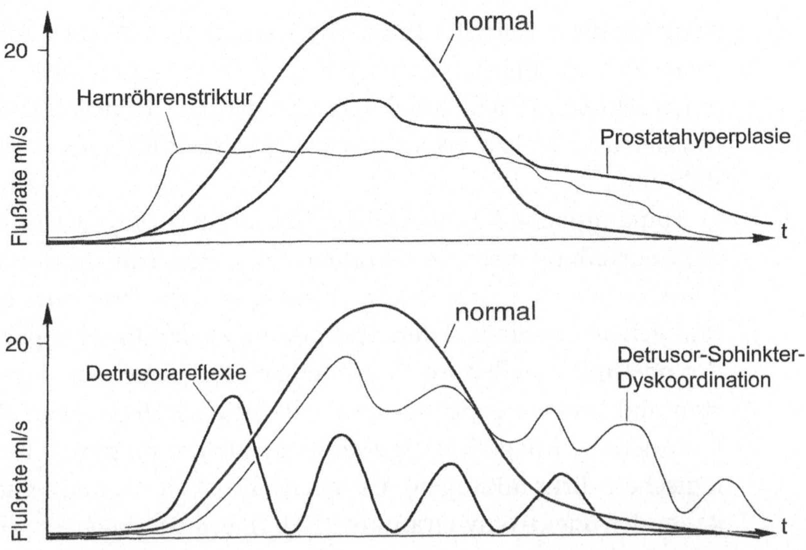

Abb. 2-2. Uroflowmetrie (Messung der Harnflußrate in ml/s in Abhängigkeit von der Zeit t; (schematische Darstellung): Unterschiedliche Kurvenverläufe von Normalbefunden (max. Harnfluß über 20 ml/s) und Befunden von Patienten mit Prostatahyperplasie, Harnröhrenstriktur, bzw. Detrusor-Sphinkter-Dyskoordination oder Detrusorareflexie. Der maximale Harnfluß fällt bei diesen Patienten niedriger aus, ist pro Zeiteinheit verlängert bzw. (stakkatoartig) unterbrochen. (Aus Alken u. Walz 1998)

2.4.7.2 Urodynamik (Blasendruckmessung)

Besteht begründeter Verdacht auf eine Miktionsstörung, die allein nicht durch die BPH zu erklären ist, muß sich eine Urodynamik anschließen. Die ausführliche Urodynamik ist dann als Entscheidungsparameter für die Therapie hilfreich und sogar in manchen Fällen zwingend notwendig.

Mittels Urodynamik werden Informationen über die Funktion der Harnblase (z. B. Compliance, d. h. Dehnbarkeit der Blasenmuskulatur, kompensierte oder dekompensierte Aktivität des Detrusor vesicae) geliefert. Außerdem gehören zur Blasendruckmessung Druck-Fluß-Bestimmungen mit Ermittlung der endovesikalen Druckverhältnisse während der Blasenfüllung und -entleerung. Zur simultanen Blasenfüllung und kontinuierlichen intravesikalen Druckmessung wird (meist transurethral, selten suprapubisch) ein doppelläufiger Katheter in die Blase eingeführt. Parallel zum intravesikalen (d. h. Blasen-)Druck wird der intraabdominale Druck über einen rektalen Druckaufnehmer registriert. Der tatsächliche Druck des Detrusor vesicae ergibt sich aus der Druckdifferenz in Blase und Rektum.

Umfangreiche Kenntnisse der Blasenfunktion gewinnt man mit der Beurteilung mehrerer Parameter, d. h. dem Harnfluß, der Detrusoraktivität (Compliance der Harnblase), den Druck-Flußbestimmungen und zusätzlich den Bestimmungen der Blasenkapazität und der postmiktionellen Restharnmengen. Außerdem wird durch Husten und Pressen geprüft, ob unwillkürlicher Urinverlust (Harninkontinenz) vorliegt. In ausgewählten Fällen, z. B. speziell bei neurologischen Erkrankungen, ist auch die Anfertigung eines Bekkenboden-Elektromyogramms (EMG) erforderlich. So kann die Koordination bzw. Dyskoordination zwischen Aktivität des Detrusor vesicae und des willkürlichen Schließmuskels (Beckenbodens) gut dargestellt werden.

Zur besseren numerischen Eingrenzung der subvesikalen Obstruktion werden gern der Detrusordruck gegen den korrelierenden Harnfluß zum Zeitpunkt des maximalen Harnflusses in Nomogrammen eingetragen.

Bei unklaren Miktionssymptomen kann auch eine urodynamische Untersuchung mit simultaner röntgenologischer Darstellung des unteren Harntraktes (sog. Urodynamik mit videographischer Aufzeichnung) zur weiteren Diagnosefindung beitragen.

„Quantität und Qualität einer mechanischen Obstruktion" können heute in großen urodynamischen Zentren auch computergestützt durch Analysen von Druck-Fluß-Relationen bestimmt werden. Diese aufwendigen mathematisch komplizierten Berechnungen bleiben allerdings weitgehend wissenschaftlichen Fragestellungen vorbehalten.

Differentialdiagnostisch läßt sich so bei gleicher Miktionssymptomatik eine BPH-bedingte Störung von z. B. einer Harnröhrenenge oder einer neurogenen Blasenentleerungsstörung unterscheiden (Thüroff u. Schultz-Lampel 1995). Nur so kann bei unklaren Miktionsstörungen suffizient zwischen den verschiedenen Erkrankungen unterschieden und damit die richtige Therapiewahl getroffen werden.

Insgesamt erlauben die urodynamischen Messungen in der Regel zwischen BPH-assoziierten und neurogenen Blasenentleerungsstörungen differentialdiagnostisch zu unterscheiden und ermöglichen damit eine differenzierte Therapie (Thüroff u. Schultz-Lampel 1995).

2.4.7.3 Neuro-urologischer Status

Die neuro-urologische Untersuchung umfaßt die Beurteilung der Sphincter-ani-Funktion sowie die Prüfung des Bulbo-cavernosus-Reflexes. Insbesondere bei neurologischen Grunderkrankungen gehören diese Untersuchungen neben der Erhebung des allgemeinen neurologischen Status zwingend zur Abklärung dazu.

2.4.8 Urethrozystoskopie

Die Endoskopie (visuelle Inspektion) der Harnröhre und -blase erfolgt in der Regel mit einem starren 14 bis 16 Charrière messenden Instrument; alternativ werden flexible Instrumente verwandt. Bei dieser diagnostischen Maßnahme ist besonders auf Sterilität zu achten, um nicht Harnwegsinfektionen hervorzurufen, die einer antibiotischen Therapie bedürfen. Damit eine Zystoskopie, speziell beim Mann, nicht als sehr schmerzhaft empfunden wird, muß eine ausreichende Anästhesie der Harnröhre erfolgen. Dies bedeutet aber nicht zwangsläufig, daß eine (Voll-) Narkose notwendig ist. In vielen Fällen genügt die Anwendung eines sterilen und anästhesierendes Gleitmittels (z. B. Instillagel®), um so unter Sicht problemlos den unteren Harntrakt inspizieren zu können.

Die Urethrozystoskopie ist unabdingbar, sofern eine Hämaturie in der Anamnese zu finden ist. Speziell gilt es, einen Blasentumor auszuschließen. Bei Verdacht auf Urethrastrikturen, iatrogenen Verletzungen der Harnröhre nach Katheterversuchen und nach Voroperationen an der Prostata kann die Blasenspiegelung wichtige Informationen über den patho-anatomischen Situs liefern.

Die Urethrozystoskopie dient eventuell auch zur Operationsplanung bei BPH-Patienten, weniger aber zur Indikationsstellung für die Therapie. Die Größe der BPH korreliert nämlich, wie bereits mehrfach ausgeführt, nicht unbedingt mit der Symptomatologie und den klinischen Aspekten (s. Kap. 2.1). Die Harnröhren-Blasenspiegelung ist demnach als ergänzende diagnostische Maßnahme anzusehen.

2.4.9 Zusammenfassende Beurteilung der Diagnostik

Jeder einzelne diagnostische Schritt hat seinen speziellen Stellenwert. Der behandelnde Arzt muß die im Einzelfall erforderlichen verschiedenen diagnostischen Maßnahmen zum richtigen Zeitpunkt für eine adäquate Indikationsstellung jeweils festlegen. Dabei ist zwischen obligaten und fakultativen diagnostischen Maßnahmen bei BPH-bedingten Miktionsstörungen zu unterscheiden.

Obligate Untersuchungen der Miktionsstörungen des alternden Mannes sind die im folgenden genannten diagnostischen Schritte zur Evaluierung der prostatischen Beschwerden. Es soll nochmals ausdrücklich auf die chronologisch durchzuführende Diagnostik hingewiesen werden:

- Detaillierte Anamnese (Aufdecken anderer Ursachen einer Miktionsstörung und Detektion von Ko-Morbiditäten, z. B. Herzinsuffizienz mit konsekutiver Nykturie sowie Erfragen der jeweiligen bisherigen Therapie).
- Klinische Untersuchung einschließlich der rektal-digitalen Untersuchung (Größe und Abgrenzbarkeit der Prostata, Konsistenz des Organs mit der Frage nach einem Prostatakarzinom).
- Chemische, mikroskopische und eventuell bakteriologische Urinuntersuchung,
- Bestimmung des Serum-Kreatinins.
- Ultraschalluntersuchung von Nieren, Blase und Prostata mit Restharnbestimmung.
- Serum-PSA-Bestimmung zur Differentialdiagnostik zwischen Prostataadenom und -karzinom.

Wird bei dem Patienten bei der Erstuntersuchung wegen des Verdachtes auf eine benigne Prostatahyperplasie kein wesentlicher pathologischer Befund erhoben und finden sich milde Miktionssymptome (z. B. IPS Score zwischen 0 und 7), bedürfen die Patienten keiner weiteren diagnostischen Abklärung. Das heißt, mit einfacher

Diagnostik ist eine suffiziente Einschätzung des Therapiebedarfes möglich.

Bei Patienten mit ausgeprägteren Symptomen (z. B. IPS Score >8) können, sofern das Therapieregime sich noch nicht festlegen läßt, optional folgende (fakultative) Untersuchungen zusätzlich notwendig sein:

- Urinflußbestimmung (Uroflowmetrie),
- Druck-Fluß-Bestimmung (Urodynamik),
- neuro-urologischer Status.

2.5 Differentialdiagnose der benignen Prostatahyperplasie

Differentialdiagnostisch sind im Falle von Beschwerden beim Wasserlassen alle anderen infravesikalen Obstruktionen, d. h. Harnröhrenstrikturen, Blasenhalsfibrose oder -kontraktur, ein Prostatakarzinom, zu nennen. Darüber hinaus können entzündliche Veränderungen (akute oder chronische Prostatitis) ebenso wie neurogene Störungen (z. B. bei Diabetes mellitus, Arteriosklerose), aber auch neurologische Grunderkrankungen wie M. Parkinson oder Multiple Sklerose (MS) zu Blasenentleerungsstörungen führen.

Die differentialdiagnostische Unterscheidung insbesondere zwischen BPH-assoziierten Beschwerden und neurogenen Störungen bedarf der exakten Abklärung. Dies ist bei den letztgenannten Erkrankungen meist erst durch die Urodynamik möglich. Liegt eine Prostatitis oder Prostatopathie vor, so muß ebenfalls eine ausgiebige Diagnostik und anschließend eine adäquate Therapie durchgeführt werden. Da Prostatitis bzw. Prostatopathie häufiger vorkommen, werden sie im folgenden eingehend besprochen.

Auch kardio-vaskulär bedingte Miktionsauffälligkeiten (häufiges nächtliches Wasserlassen, d. h. mehrmalige Nykturie bei Herzinsuffizienz und verstärkter Flüssigkeitsausschwemmung nachts) und/oder durch Medikamente, insbesondere anticholinerg wirksame Pharmaka, hervorgerufene Blasenfunktionsstörungen, müssen immer von den BPH-bedingten Störungen differenziert werden (Tabelle 2-9 und 2-10). Es muß also immer nach einer etwaigen Medikamenteneinnahme gefragt und auf deren Nebenwirkungen geachtet werden.

Tabelle 2-9. Anticholinerge Pharmaka (in Auswahl): Harnretention und damit eine Verstärkung der BPH-bedingten Miktionsstörungen sind als unerwünschte Wirkungen zu betrachten

		Handelspräparate
Neurotrope Spasmolytika		
tertiäre Amine	Oxybutynin	Dridase®
	Propiverin	Mictonorm®
		Mictonetten®
quartäre Amine	Butylscopolaminbromid	Buscopan®
	Methanthelin	Vagantin®
	Emepronium	Uro-Ripirin®
	Trospium	Spasmex®
		Spasmo-lyt S®
Myotrope Spasmolytika	Flavoxat	Spasuret®
Neuroleptika		
Phenothiazine	Promethazin	Atosil®
	Thioridazin	Melleril®
Thioxanthen	Chlorprothixen	Truxal®
Butyrophenon	Pipamperon	Dipiperon®
	Haloperidol	Haldol®
Antidepressiva	Amitriptylin	Saroten®
		Laroxyl®
		Equilibrin®
	Imipramin	Tofranil®
	Clomipramin	Anafranil®
	Maprotilin	Aneural®
		Ludiomil®
	Doxepin	Aponal
Parkinsonmittel	Biperiden	Akineton®
	Trihexyphenidyl	Artane®
Antihistaminika	Dimetinden	Fenistil®
	Clemastin	Tavegil®
Antiemetika	Dimenhydrinat	Vomex A®
	Diphenhydramin	Benadryl®
Antiarrhythmika	Disopyramid	Rhythmodul®
Bronchodilatatoren	Ipratropiumbromid	Atrovent®
Ophthalmologika	Tropicamid	Mydriaticum®

Tabelle 2-10. Auswahl von weiteren Medikamenten, die zu einer Harnretention und Verstärkung der BPH-bedingten Miktionsstörungen führen können (mit Angabe der möglichen Wirkmechanismen)

Arzneistoffe	Auswahl an Handelsnamen	Wirkmechanismen
Kalzium-Kanalblocker		
Nifedepin	Adalat®	Blockade
Verapamil	Isoptin®	der Kalziumkanäle
Prostaglandin-Syntheseinhibitoren		
Indometacin	Amuno®	Relaxation des Detrusor
Diclofenac	Voltaren®	vesicae
Sympathomimetika		
Adrenalin	Suprarenin®	Stimulation von
Midodrin	Gutron®	α-Adrenozeptoren
Isoprenalin	Aludrin®	Stimulation von
Salbutamol	Sultanol®	β-Adrenozeptoren
Terbutalin	Bricanyl®	
Clenbuterol	Spiroprent®	
Opiate		
Morphin	MST®	Kontraktion des Sphincter
Piritramid	Dipidolor®	externus urethrae
Pentazocin	Fortral®	
Zytostatika		
Vincristin	Vincristin®	neurotoxisch
Drogen		
Methylenedioxymeth-Amphetamine	Ecstasy	Stimulation von α-Adrenozeptoren durch Noradrenalin-Freisetzung
Diuretika		
Furosemid	Lasix®	vermehrte Harnproduktion

2.5.1   Akute und chronische Prostatitis, Prostatopathie

2.5.1.1 Definition, Epidemiologie und pathophysiologische Aspekte

Man unterscheidet akute von chronischen Entzündungen; terminologisch wird von akuter und chronischer Prostatitis gesprochen. Das Erregerspektrum der bakteriellen Prostatitiden ist das gleiche wie bei Harnwegsinfekten (in 80% gramnegative Enterobacteriaceae [*E.coli*]). Akute bakterielle Prostatitiden sind sehr selten und werden zusammen mit „spezifischen" tuberkulösen Prostataentzündungen in etwa 2% angetroffen. Bei dieser Form der Entzündung wird die Prostata hämatogen oder kanalikulär aszendierend befallen. Sofern der Patient mit akuter Entzündung nicht rechtzeitig und adäquat therapiert wird, kann der Prozeß im Sinne eines Abszesses einschmilzen. Eine chronische bakterielle Prostatitis findet sich in 5–8% der Fälle. Pilzinfektionen der Prostata werden selten und nur bei abwehrgeschwächten Patienten beschrieben.

Die häufigste Form der Prostataentzündung ist die sog. „nichtbakterielle" Prostatitis, die etwa 40% des Gesamtkollektivs ausmacht. Diese Patienten haben eitriges Prostatasekret. Häufig ist ein Erregernachweis nicht möglich. Die ätiologische Bedeutung der Ureaplasmen (*Ureoplasma urealyticum*) und der Chlamydien (*Chlamydia trachomatis*) sowie der Stellenwert von unterschiedlichen Viren ist noch nicht endgültig geklärt. Die abakteriellen Entzündungen sollen meist durch sexuellen Kontakt (aszendierend?) übertragen werden. Zu den Kontaktinfektionen gehört auch die aszendierende Trichomoniasis, ausgehend von Vulvovaginitiden der Sexualpartnerin.

Rund die Hälfte des Gesamtkollektivs mit „prostatitischen Beschwerden" hat keine echte Entzündung, sondern eine sog. Prostatodynie (auch vegetatives Urogenitalsyndrom genannt), eine Erkrankung aus dem psychosomatischen Formenkreis. Bis zu 25% der unter 60-jährigen Patienten suchen mit diesen Diagnosen eine urologische Praxis auf. Die Ätiopathogenese der Prostatodynie ist unklar; es bestehen enge Wechselbeziehungen zu perianalen Erkrankungen und psychosomatischen genito-analen Fixierungen.

2.5.1.2 Symptomatik und Diagnostik der Prostatitis

Nur die akute und die abszedierende Prostatitis bieten charakteristische Symptome mit Fieber, Krankheitsgefühl, Leukozytose und Blasenentleerungsstörungen bis zum Harnverhalt. Der rektale Tastbefund ergibt eine sehr schmerzhafte, meist weiche Prostata, die bei Abszeßbildung prall elastisch imponiert.

Bei chronischen Prostatitiden sowie bei der Prostatodynie findet man ein uncharakteristisches Bild häufig mit Symptomen eines Harnwegsinfektes, immer mit unterschiedlichsten Miktionsbeschwerden, sexuellen Funktionsstörungen (z. B. Libidoverlust, Ejakulationsstörungen) und/oder Defäkationsbeschwerden. Bei beiden Erkrankungen klagen demnach die Patienten über die gleichen Beschwerden. Bei dieser gleichen Symptomatik lassen sich die chronischen Prostatitiden durch den eitrigen Sekretnachweis von der Prostatodynie unterscheiden.

Will man sowohl die akuten als auch die chronisch verlaufenden Prostataentzündungen und -reizungen befriedigend therapieren, muß zunächst eine sorgfältige komplette urologische Diagnostik bzw. Differentialdiagnostik erfolgen. Bei der akuten Entzündung finden sich z. B. Leukozyten, Bakterien, eventuell Trichomonaden im Mittelstrahlurin. Bei chronischer Entzündung ist die sog. Dreigläserprobe Standard (d. h. erster Urin und Mittelstrahlurin in jeweils ein Glas, Prostatasekret nach Massage auf einen Objektträger und Exprimaturin – Urin nach Prostatamassage – wiederum in ein Glas). Wertet man die mikrobiologische Diagnostik aus, muß die Keimzahl im Sekret oder Exprimaturin um eine Zehnerpotenz höher liegen als im normalen Urin, bevor man von einer Entzündung spricht.

Es sei nochmals darauf hingewiesen, daß bei jedem Patienten mit chronisch rezidivierender Prostatitis oder Prostatopathie eine vollständige Untersuchung bzw. Evaluation mit mikrobiologischer, sonographischer, urodynamischer, endoskopischer, andrologischer, eventuell auch psychosomatischer Abklärung erfolgen muß. Eine sog. chronisch „abakterielle" Prostatitis ist eine Ausschlußdiagnostik! Für die schwierigen Chlamydien- und Mykoplasmennachweise stehen allerdings zunehmend moderne, methodisch empfindliche Spezialuntersuchungen zur Verfügung (PCR), die möglicherweise die Diagnostik erleichtern; damit könnte die „abakterielle" Form sicher von der Prostatodynie unterschieden werden.

2.5.1.3 Allgemeine und medikamentöse Therapie der Prostatitis und der Prostatopathie

Patienten mit akuter bakterieller Prostatitis müssen – auch ohne vorliegendes Antibiogramm – antibiotisch therapiert werden. Mittel der Wahl sind Antibiotika mit hohen Prostatagewebespiegeln, die einen koinzidenten Harnwegsinfekt miterfassen und die übrigen Adnexen ebenfalls erreichen. Am besten sind Gyrasehemmer (z. B. Ofloxacin [Tarivid®], Ciprofloxacin [Ciprobay®]) geeignet, die auch gegen Chlamydien wirksam sind. Mykoplasmen sind demgegenüber nur auf Tetrazykline empfindlich. Diese sind meist auch bei einer bakteriellen Prostatitis wirksam, jedoch nicht Mittel der ersten Wahl. Neben der Gabe von Antibiotika ist bei akuter Prostatitis die Harnableitung über eine suprapubische Zystostomie eine wichtige Maßnahme, um einer Abszeßbildung vorzubeugen. Falls ein solcher manifest ist, muß er am besten gezielt mit Hilfe des transrektalen Ultraschalles transperineal punktiert werden.

Chronische Prostatitiden werden durch längerfristige Gabe von Gyrasehemmern oder Cotrimoxazol therapiert. Bei Mykoplasmen- oder Chlamydiennachweis müssen die Sexualpartner mitbehandelt werden.

Die Therapie der Prostatodynie ist komplex und stellt eine Herausforderung für den Therapeuten dar, der besonders auf Erwartungs- und Versagensängste des Betroffenen im Beruf und Sexualleben eingehen muß. Gegebenenfalls müssen daher nach Ausschluß somatischer Ursachen erfahrene Psychosomatiker und Sexualtherapeuten in die Behandlung einbezogen werden.

2.6   Weiterführende Literatur

Abrams P, Donovan JL, de la Rosette JJ, Schäfer W (1997) International Continence Society Benign Prostatic Hyperplasia Study: Background, aims and methodology. Neurourol Urodyn 16 (2):79–91

Alken CE (1955) Leitfaden der Urologie, Georg Thieme-Verlag, Stuttgart New York

Alken CE, Staehler W (1973) Klinische Urologie. Georg Thieme-Verlag, Stuttgart New York

Alken P, Walz P (1998) Urologie. Chapman & Hall, Weinheim

Barry MJ, Fowler FJ, OLeary MP and the AUA measurement committee: The American Urological Association Symptom Index for benign prostatic hyperplasia. J Urol (1992) 148:1549–1557

Borer JG, Sherman J, Solomon MC, Plawker MW, Macchia RJ (1998) Age specific prostate specific antigen reference ranges: population specific. J Urol 159:444–448

Frentzel-Beyme B (1994) Sonographie der Prostata. Radiologe 34:109–115

Füsgen I (1996) Der ältere Patient: Problemorientierte Diagnostik und Therapie. Urban & Schwarzenberg, München

Hautmann R, Huland H (1997) Urologie. Springer-Verlag, Berlin Heidelberg New York Tokyo

Jocham D, Miller K (1994) Praxis der Urologie (2 Bände). Georg Thieme-Verlag, Stuttgart New York

Jonas U, Heidler H, Höfner K, Thüroff J (1997) Urodynamik. Enke-Verlag, Stuttgart

Melchior HJ, Schulze H, Seabert J, Sökeland J (1994) Neue Perspektiven in der Behandlung der Prostatahyperplasie. Deutsches Ärzteblatt 15:792–797

Poll T, Fröhlich G (1996) Urodynamik Leitfaden. Springer-Verlag, Berlin Heidelberg New York Tokyo

Rassweiler J, Merckle W (1997) Ultraschall in der Urologie. Georg Thieme-Verlag, Stuttgart New York

Sökeland J (1993) Urologie für Krankenpflegeberufe. Georg Thieme-Verlag, Stuttgart New York

Sökeland J (1995) Benigne Prostata Hyperplasie. Georg Thieme-Verlag, Stuttgart New York

Thüroff J W, Schultz-Lampel D (1995). In: Steffens J. Gynäkologische Urologie. Enke-Verlag, Stuttgart, S. 43–53

Vahlensieck W (1983) Epidemiologie der Prostatahyperplasie. In: Helpap B, Senge Th, Vahlensieck W. Die Prostata, Bd. I, pmi-Verlag, Frankfurt Zürich, S. 1–8

Vallencien G (1998) The need for an international classification of benign prostatic hyperplasia. Eur Urol 33:248–250

Zwergel Th, Zwergel U (1993) Benigne Prostataerkrankungen – Differentialdiagnostik und -therapie. Urologe A 32:67–80

Zwergel U, Jost W, Wullich B, Zwergel Th (1998) Multiple Sklerose: Hilfe in der Diagnostik und Therapie bei Blasenentleerungsstörungen. DMW 123: 706–711

Zwergel U, Wullich B, Rohde V, Zwergel Th (1996) Unerwünschte Pharmaka-Effekte am unteren Harntrakt und bei der Therapie von Miktionsstörungen. Urologe B 36:449–453

3 Grundlagen der Behandlung bei benigner Prostatahyperplasie

Mannigfaltig sind die Behandlungsmöglichkeiten von BPH-Patienten; sie erstrecken sich vom Abwarten bis zu den bewährten operativen Eingriffen. Wie die Diagnostik erfordert auch die Therapie einen hohen Grad an individueller Abstimmung.

Nur bei vergleichsweise wenigen Patienten ist nach Diagnostikabschluß die Entscheidung der Behandlungsart einfach.

3.1 Initialbehandlung mit interventionellen (operativen) Therapiemaßnahmen

So ist eine interventionelle, meist konventionell-operative Therapie bei denjenigen Patienten (im Sinne einer „objektiven Indikation") unumgänglich, welche folgende Anamnese und Befunde aufweisen:

- Mehrfach nachgewiesene Restharnbildung über 50 ml bis hin zum Harnverhalt; die sofortige interventionell-operative Behandlung ist allerdings für diese Fälle nur dann sinnvoll, wenn keine Harnstauung vorliegt; ansonsten muß erst die Urinableitung erfolgen und abgewartet werden, bis sich der obere Harntrakt wieder erholt hat (s. Kap. 3.2),
- Blasensteine bei gesicherter subvesikaler Obstruktion durch BPH,
- rezidivierende Harnwegsinfekte und/oder
- stärkergradige BPH-bedingte Hämaturie (z. B. aus Prostatavarizen).

3.2 Initialbehandlung bei Harnverhalt und/oder Harnstauungsnieren (BPH Stadium III)

Liegen Harnverhalt und Überlaufblase (d. h. ein Stadium III nach Alken 1955) vor, können durch den Rückstau Harnstauungsnieren entstehen; konsekutiv können dadurch die Nieren auf Dauer geschädigt werden und die Folgen bis zur terminalen dialysepflichtigen Niereninsuffizienz reichen.

Zunächst muß bei diesen Patienten die Harnblase entleert werden. Dies erfolgt mit Hilfe eines transurethral oder besser eines suprapubischen Blasenkatheters (Abb. 3-1). Dieser wird meist von dem Patienten besser toleriert als ein transurethraler Blasenkatheter; die suprapubische Zystostomie irritiert nicht die Harnröhre und kann ohne Gefahr einer sekundären Strikturisierung der Urethra über längere Zeit liegen gelassen werden. Wenn die Urinableitung als

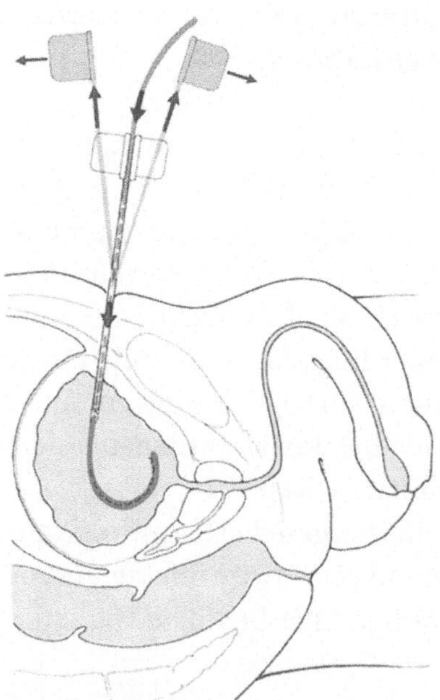

Abb. 3-1. Prinzip der suprapubischen Kathetereinlage in die Harnblase (Schemazeichnung) sowie Darstellung der korrekten Positionierung des Katheters. (Aus Alken u. Walz 1998)

eine Dauerlösung anzusehen ist, muß selbstverständlich auf einen regelmäßigen Wechsel des Katheters geachtet werden.

Bei der Einlage eines suprapubischen Katheters müssen immer auch Kontraindikationen berücksichtigt werden: allgemein sind dies Gerinnungsstörungen, bzw. die Einnahme von gerinnungshemmenden Substanzen und von Thrombozytenaggregationshemmern (z. B. Acetylsalicylsäure). Große Abdominal-(Leisten-)Hernien oder kleine Blasenkapazitäten (z. B. im Falle einer Schrumpfblase) stellen ebenfalls relative Kontraindikationen dar. Sofern nämlich die Blase bei einem solchen Situs nicht sicher aufgefüllt und punktiert werden kann, besteht eine erhebliche Verletzungsgefahr für das Peritoneum oder sogar den Darm. In diesen Fällen ist unter Abwägung der Risiken und Vor- bzw. Nachteile ggf. der transurethrale Katheter vorzuziehen.

Im Fall eines BPH-Stadiums III muß nach Entlastung der Blase die Normalisierung des oberen Harntraktes abgewartet werden, bevor die vergrößerte Prostata selbst behandelt wird.

3.3   Urindauerableitung bei Patienten in stark reduziertem Allgemeinzustand

Bei BPH-Patienten in stark reduziertem Allgemeinzustand, die keiner medikamentösen oder interventionellen Therapie zugeführt werden können, ist in ausgewählten Fällen die Urinableitung als Dauerlösung anzusehen. Wie oben beschrieben, sollte auch für diese Patienten der suprapubische Katheter immer favorisiert werden. Im Normalfall stellt die Einlage einer solchen Zystostomie auch kein Problem dar. Dies gilt aber nicht, wie bereits erwähnt, wenn eine Schrumpfblase oder große Leistenhernien vorliegen. Eine solche Schrumpfblase entwickelt sich z. B. auch bei Patienten mit einem schon über längere Zeit liegenden transurethralen Katheter. Hier ist ohne röntgenologische Kontrolle eine korrekte Plazierung des suprapubischen Katheters nicht sicher möglich. Für Fälle, bei denen die Blase nicht ausreichend mit Flüssigkeit gefüllt werden kann, ist dann häufig als Dauerlösung nur noch der konventionelle transurethrale Blasendauerkatheter zu empfehlen.

3.4   Patienten mit mittlerer bis schwerer BPH-Symptomatik

Abhängig vom klinischen Gesamtbild und den Ergebnissen der Routine-Untersuchungen wird Patienten mit mittleren bis schweren BPH-bedingten Symptomen (IP- oder AUA-Symptomenscorepunkte >8) meist eine interventionelle Behandlung angeboten. Bestehende Unklarheiten bezüglich der Therapiewahl – und hierauf muß nochmals hingewiesen werden – sollten jedoch immer präoperativ ausgeräumt werden. Gegebenenfalls müssen durch zusätzliche Untersuchungen (z. B. Urodynamik, neurologische Abklärung) nicht BPH-korrelierte oder koinzidente Erkrankungen bzw. Symptome ausgeschlossen werden. Nur so kann ein höchstes Maß an Sicherheit bezüglich der Miktionsverbesserung durch den operativen Eingriff gewährleistet werden.

3.5   Patienten mit milder BPH-Symptomatik

Bei milderer Symptomatologie (Scorepunkte <8) müssen alle „Alternativen" zur Behandlung der BPH mit dem Patienten diskutiert werden. Dies sind neben dem Abwarten („watchful waiting") und der medikamentösen Therapie alle neuen interventionellen Verfahren ebenso wie die konventionellen operativen Techniken. Außer der Wirksamkeit eines Verfahrens, das für den speziellen Fall am geeignetesten erscheint, sind auch die individuellen Wünsche des Patienten, die Nebenwirkungen des anzuwendenden Behandlungsverfahrens, mögliche Rezidivbehandlungen sowie die zu erwartende Verbesserung der Lebensqualität für den jeweiligen Einzelkasus zu beachten.

Entscheidet man sich bei Patienten mit milder BPH-Symptomatik für die medikamentöse Therapie, so sind einige besondere Aspekte zu berücksichtigen:

1. Eng verbunden mit dem natürlichen Verlauf der Symptomatik bei BPH-Patienten ist die Beeinflussung der klinischen Symptome durch Einsatz von Plazebo. In zahlreichen randomisierten und plazebokontrollierten Doppelblind-Studien beträgt die Besserungsrate unter Plazeboeinnahme etwa 30%, sogar bis 48%.

Deshalb erscheinen unkontrollierte Studien zur Bewertung medikamentöser Therapieverfahren als nicht geeignet (Heimbach u. Müller 1997).

2. Abhängig von den erhobenen Befunden sind bei einigen Männern keine therapeutischen Maßnahmen notwendig. So ist vor jeder Therapieeinleitung zu überlegen, ob nicht zunächst die „wait and see"-Strategie, d. h. ein Abwarten und Beobachten ausreicht. Diese Entscheidung des „watchful waiting" dürfte häufig allerdings dem behandelnden Arzt schwerfallen, hat doch der Patient eine erhebliche Erwartungshaltung und gibt sich nicht nur mit „guten Worten" zufrieden. Bei einem Patienten, dem keine Therapie „verordnet" wird, bedarf es einer guten psychologischen Führung und einer regelmäßigen ärztlichen Betreuung, um der Situation, die sich tatsächlich auch ändern kann (Verschlechterung der Miktionsbedingungen, Möglichkeit gravierender Folgeerscheinungen), gerecht zu werden.

3. Zur Bewertung des medikamentösen Therapieerfolges sind möglichst standardisierte Parameter heranzuziehen (Symptomenscores) und objektivierte Befunde notwendig (z. B. Restharn und Druck-Flußmessungen). Daher werden in diesem Buch im folgenden vorwiegend nicht nur Daten randomisierter plazebokontrollierter Studien wiedergegeben, sondern bevorzugt werden Studien berücksichtigt, in denen auch reproduzierbare Parameter (z. B. Restharn, max. Harnfluß sowie weitere urodynamische Größen) dokumentiert wurden.

4. Bis heute gibt es weder eine sichere medikamentöse Prophylaxe noch eine eindeutige und zufriedenstellende Rückbildung der Prostatahyperplasie durch Medikamente. Nichtsdestotrotz hat die medikamentöse Therapie bei BPH-Patienten ihren Stellenwert, auf den in den folgenden Kapiteln ausführlich eingegangen werden soll.

3.6 Verschiedene medikamentöse Möglichkeiten zur Therapie der benignen Prostatahyperplasie

Während außerhalb von Deutschland die medikamentöse BPH-Therapie bei weitem nicht so verbreitet ist, hat sie bei uns einen nicht unwesentlichen Stellenwert. Die verschiedenen Pharmaka werden dabei in unterschiedlicher Häufigkeit verordnet (Abb. 3-2).

Die verschiedenen Medikamente zur Therapie BPH-assoziierter Miktionsbeschwerden werden in folgende Gruppen unterteilt:
- Phytotherapeutika, d. h. pflanzliche Präparate und
- chemisch-synthetisch gewonnene Wirkstoffe.

Unter letzteren unterscheidet man gemäß den Angriffspunkten (Wirkmechanismen) wiederum:
- α-Adrenozeptoren(-adrenerge Rezeptoren)-Blocker und
- Pharmaka mit Wirkung auf das hormonelle System, welche die
  - Testosteronsynthese hemmen (z. B. Gestagene),
  - Testosteronumwandlung in das wirksame Dihydrotestosteron (DHT) blockieren (z. B. 5α-Reduktasehemmer),
  - Androgen-Rezeptoren blockieren (Antiandrogene),
  - als GnRH-Agonisten den hormonellen Regelkreislauf von Hypothalamus über Hypophyse zum peripheren Erfolgsorgan stören,
  - Testosteronumwandlung in Östrogene hemmen (Antiöstrogene).

Als weitere medikamentöse Therapieoptionen, von denen zumindest einige in der Vergangenheit zur BPH-Behandlung eingesetzt oder zumindest diskutiert wurden, sind zu erwähnen:
- Kalziumantagonisten (Synonym: Kalzium-Kanalblocker),
- Cholesterin-senkende Substanzen,
- Pflanzen- und Organextrakte.

Der Vollständigkeit halber werden diese Pharmaka kurz in ihrer Wirkung bei der BPH-Behandlung dargestellt; allerdings handelt es sich um Substanzen, die teilweise nur mit kleinen Fallzahlen oder im experimentellen Stadium eingesetzt und überprüft wurden.

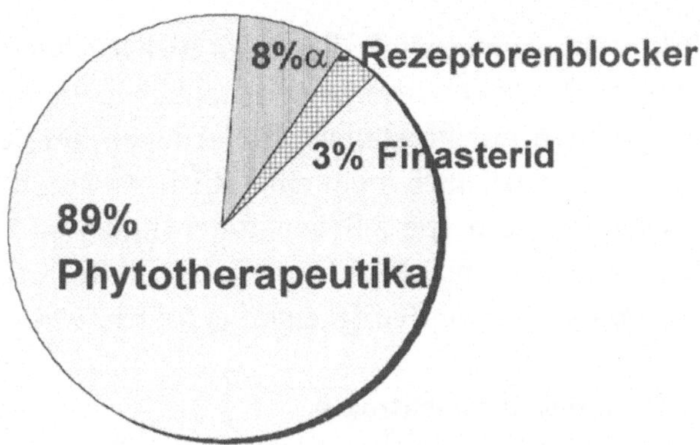

Abb. 3-2. Medikamentöse Therapie der benignen Prostatahyperplasie in Deutschland: Prozentuale Verteilung der Verordnungsfrequenzen auf dem allgemeinen Pharmamarkt (1996) (s. Kap. 4.1)

3.6.1 Früher (selten) eingesetzte Medikamente zur Therapie der benignen Prostatahyperplasie

3.6.1.1 Kalziumantagonisten

Mit Kalziumantagonisten soll durch muskelrelaxierende Effekte an der Blase die BPH-assoziierte Detrusorhyperaktivität gedämpft und damit die irritative Symptomatik gelindert werden. Andererseits kann mit diesem Effekt auf die Blasenmuskulatur gerade beim Patienten mit BPH das Gegenteil erzielt werden: Durch Dämpfung des Detrusor vesicae kann die Restharnbildung gesteigert werden; konsekutiv können so die obstruktiv bedingten Symptome für den Patienten nachteilig verstärkt werden (s. Tabelle 2-9 und 2-10).

Den wenigen vorliegenden klinischen Untersuchungen zufolge konnten zumindest Verbesserungen der irritativen Miktions-Symptome registriert werden. Die kardiovaskulären (Neben-)Wirkungen schließen allerdings den Einsatz bei der BPH-Behandlung aus, insbesondere weil geeignetere Substanzen zur Verfügung stehen.

3.6.1.2 Cholesterin-senkende Substanzen

Mit Untersuchungen an Hunden konnte gezeigt werden, daß durch orale Gabe von Candicidin der Cholesteringehalt im Serum und in der Prostata sowie das Prostatavolumen reduziert werden kann. Die

Wirkmechanismen sind allerdings nicht sicher geklärt. Einzelne klinische Daten weisen auf einen möglichen therapeutischen Effekt bei Patienten mit Prostatavergrößerungen hin. Jedoch sind diese spärlichen Daten auch nicht einheitlich. Angesichts der unsicheren Wirksamkeit und speziell der hohen Raten an Nebenwirkungen kann Candicidin bei den besseren Alternativen zur BPH-Therapie nicht empfohlen werden (Jocham u. Miller 1994).

3.6.1.3 Pflanzen- und Organextrakte

Biologisch standardisierte Extrakte aus Pflanzen (z. B. Tadenan) oder tierischem Prostatagewebe (z. B. Raveron) sollen durch Tonisierung der Blasenmuskulatur bzw. Beeinflussung der Detrusor-Sphinkter-Dysfunktion bei BPH-Patienten ihre Wirkung entfalten. Auch für diese Substanzen liegen nur geringe Erfahrungen vor. Kritisch ist anzumerken, daß Organextrakte aus tierischem Eiweiß bestehen, so daß besonders bei wiederholter Gabe allergische Reaktionen auftreten können.

3.7 Zusammenfassende Beurteilung der Indikationsstellung bei der Therapie der benignen Prostatahyperplasie

Außer bei den Patienten mit „objektiven Indikationen" zur interventionellen (operativen) Therapie, ist die Initialbehandlung nur für Patienten mit Harnverhalt und/oder Harnstauungsnieren (d. h. im Stadium III nach Alken 1955) sowie bei Patienten im stark reduzierten Allgemeinzustand klar definiert.

Ansonsten ist das Therapiespektrum weit und reicht vom Abwarten über die konservativen bis zu den interventionellen Therapieverfahren.

Bei der Entscheidungsfindung ist zu beachten: Die einzig sicher ursächliche und effektivste Therapiemöglichkeit der gutartigen Vorsteherdrüsenvergrößerung ist derzeit die chirurgische Entfernung der BPH. Bis heute gibt es weder eine medikamentöse Prophylaxe noch eine eindeutige und zufriedenstellende Rückbildung der Prostatahyperplasie durch Medikamente, wenngleich an neue Präparate solche Erwartungen geknüpft werden (Zwergel 1993). Eine abschließende Beurteilung der therapeutischen Optionen ist nicht möglich. Weitere Entwicklungen nicht nur auf dem Pharmamarkt, sondern auch bei den interventionellen Maßnahmen bleiben abzuwarten.

Die Symptomatik bei Patienten mit benigner Hyperplasie der Prostata ist zudem nicht nur schwer einzuordnen, sondern auch noch im Verlauf erheblichen Schwankungen unterworfen. 10–20% der Patienten erfahren bezüglich ihrer BPH-assoziierten Symptome eine spontane Rückbildung; bei 60–80% ist ein wellenförmiger Verlauf und nur bei 10–20% eine kontinuierlich progrediente Entwicklung zu beobachten. Es gilt daher immer die Notwendigkeit, die jeweilige Therapie exakt zu überprüfen. Daher ist auch in einigen Fällen eine „watchful waiting"-Strategie zu befürworten (s. Kap. 3.5).

Um den Patienten mit dem benignen Prostata-Syndrom (BPS, ein neuer Oberbegriff, s. S. 22) möglichst klare Richtlinien für Diagnostik und Therapie unterbreiten zu können, gibt es einen Arbeitskreis innerhalb der Deutschen Gesellschaft für Urologie, der sich mit der Erarbeitung solcher Leitlinien beschäftigt (abschließende Bewertung und Veröffentlichung der Leitlinien stehen noch aus). Hierin werden nicht nur die neuen Begriffe (neue Nomenklatur) erläutert, sondern auch die Wertigkeit der verschiedenen Behandlungsoptionen, insbesondere der Phytotherapie, der weiteren medikamentösen Möglichkeiten oder der bewährten und neuen interventionellen Techniken dargelegt. Zum Gesamtüberblick ist ein Diagramm erarbeitet worden (Abb. 3-3).

3.8   Weiterführende Literatur

Alken P, Walz P (1998) Urologie. Chapman & Hall, Weinheim
Beduschi R, Beduschi M C, Oesterling J E (1998) Benign prostatic hyperplasia: Use of drug therapy in primary care. Geriatrics 53:24–28, 33–34, 37–40
Chapple C (1998) Medical therapy and quality of life. Eur Urol 34 (Suppl 2):10–17
Dreikorn K, Richter R, Schönhöfer PS (1995) Stellenwert der Phytotherapeutika bei der Behandlung der benignen Prostatahyperplasie. Urologe A 3:119–129
Eichenauer R, Vanherpe H (1996) Kliniketfaden Urologie: Untersuchung, Diagnostik, Therapie, Notfall. Gustav Fischer-Verlag, Ulm Stuttgart Jena

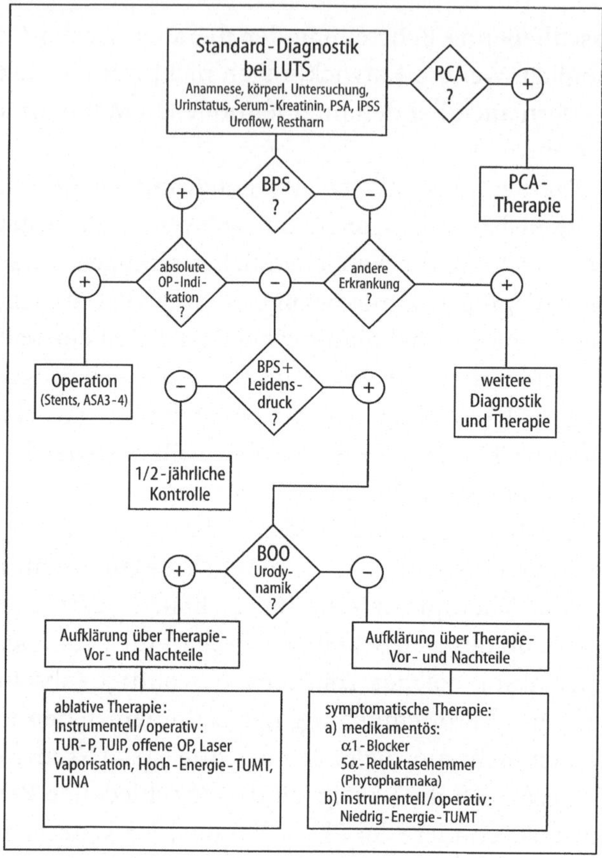

Abb. 3-3. Aktuelles Diagramm für die Diagnostik und Therapie der benignen Prostatahyperplasie als Leitlinien der Deutschen Gesellschaft für Urologie (bisher unveröffentlicht). PCA: Prostatakarzinom; LUTS: Lower Urinary Tract Symptoms; BPS: Benign Prostatic Syndrom; BOO: Bladder Outlet Obstruction

Hansen M V, Zdanowski A (1997) The urological management of men with lower urinary tract symptoms recorded using an interactive computer program. Br J Urol 80:205–21

Hartung R (1997) Updated patient information for treatment of benign prostatic hyperplasia: A permanent challenge. Eur Urol 32 (Suppl 2):42–44

Hautmann R, Huland H (1997) Urologie. Springer-Verlag, Berlin Heidelberg New York Tokyo

Heimbach D, Müller SC (1997) Die Behandlung der BPH mit α1 Adrenozeptorantagonisten. Urologe A 36(1):18–34

Helpap B (1998) The prostate. Georg Thieme-Verlag, Stuttgart New York

Jocham D, Miller K (1994): Praxis der Urologie (2 Bände). Georg Thieme-Verlag, Stuttgart New York

Lepor H (1998) Natural history, evaluation and non-surgical management of benign prostatic hyperplasia. In: Campbell's Urology. Walsh PC, Retik AB, Vaughan ED, Wein AJ (Hrsg.) W.B. Saunders Company Philadelphia, pp 1453–1477

Melchior HJ, Schulze H, Seabert J, Sökeland J (1994) Neue Perspektiven in der Behandlung der Prostatahyperplasie. Deutsches Ärzteblatt 15:792–797

Mensink H (1997) Evaluation of benign hyperplasia treatments: How can we improve the outcome measures and success criteria? Eur Urol 32 (Suppl 2):38–41

Schäfer-Korting M, Mutschler E (1995) DHT-Synthese-Hemmer in der Therapie der benignen Prostatahyperplasie. In: Benigne Prostatahyperplasie. Sökeland J (Hrsg.) Georg Thieme-Verlag, Stuttgart New York

Schneider HJ (1997) Klinische Studien zur medikamentösen Therapie der Prostatahyperplasie. Urologe B 37:599–603

Schulze H (1997) Benigne Prostatahyperplasie. Urologe A 36:1–2

Sökeland J (1995) Benigne Prostatahyperplasie. Georg Thieme-Verlag, Stuttgart New York

Teillac P (1998) Relief of BPO or improvement in qualitiy of life? Eur Urol 34 (Suppl 2):3–9

Walz P H, Nies A (1995) Würden Sie sich erneut für eine TUR-P entscheiden? Eine Patientenbefragung zu den subjektiven Ergebnissen der transurethralen Prostataresektion. Akt Urol 26:228–234

Zwergel U (1993) Benigne Prostatahyperplasie: Operation oder alternative Behandlungsmöglichkeiten. Der informierte Arzt – La gazette médicale 14:871–877

Zwergel U, Wullich B, Lindenmeir U, Rohde V, Zwergel Th (1998) Long-term results following transurethral resection of the prostate. Eur Urol 33:476–480

4 Arzneimitteltherapie bei benigner Prostatahyperplasie

4.1 Phytotherapeutika; pflanzliche Präparate

J. SÖKELAND

In Deutschland haben die Phytotherapeutika in der medikamentösen Behandlung der BPH eine große Akzeptanz. Sie sind in der Langzeitmedikation gut verträglich und weisen auch kaum Nebenwirkungen auf. Darüber hinaus sind die Therapiekosten deutlich niedriger als bei anderen Präparaten. Nach einer Umfrage in 205 urologischen Praxen in Deutschland werden bei BPH-Patienten 80% Phytopharmaka, 14% α-Rezeptoren-Blocker und 6% 5α-Reduktasehemmer verordnet (Schneider u. Sökeland 1997). Die Prozentzahlen haben sich in den letzten Jahren deutlich zugunsten der α-Rezeptoren-Blocker verschoben. Die Verordnung von prostatotropen Pflanzenpräparaten durch Ärzte für Allgemeinmedizin ist wahrscheinlich noch höher (s. Abb. 3-2). Wählt man diese Behandlungsstrategie, so müssen nur 1/3 bis 1/4 der Patienten mit symptomatischer BPH primär (selten) oder nach erfolgloser konservativer Therapie operiert werden.

4.1.1 Wirkungsmechanismen der Phytotherapie

Forschungsergebnisse zur Ätiologie der BPH weisen auf ein multifaktorielles Geschehen hin. Dies begründet auch den Einsatz von Arzneimitteln mit mehreren bzw. unterschiedlichen Ansatzpunkten (Koch u. Biber 1994; Schneider 1994).

Nach Schilcher (1992) sind bei den miktionsbeeinflussenden Phytotherapeutika vier Wirkungsmechanismen denkbar (Tab. 4-1). Im Vordergrund stehen dabei die antiphlogistischen und antiöde-

Tabelle 4-1. Denkbare Wirkungsmechanismen der Phytopharmaka

1. Antiphlogistische Wirkung – direkt oder indirekt – durch immunologische Mechanismen
2. Prostatotrope Wirkung – Beeinflussung des endokrinen Stoffwechsels der Prostata
3. Antiödematöse Wirkung – z. B. durch Hemmung der Hydroxysteroidoxidoreduktase
4. Muskulotrope Wirkung auf die Harnblase

matösen Effekte, durch welche die Prostata „dekongestioniert" wird. Analog zu den 5α-Reduktasehemmern wird auch ein Einfluß auf den Hormonstoffwechsel als Wirkungsmechanismus angesehen. Ferner werden den pflanzlichen Stoffen tonisierende oder spasmolytische Effekte auf die Muskulatur des unteren Harntraktes zugeschrieben, ebenso wie durchblutungsfördernde oder desinfizierende Einflüsse.

Die möglichen Wirksubstanzen dieser Pflanzenextrakte sind Phytosterole wie das β-Sitosterol, 5- und 7-Sterole, Lektine, Fettsäuren und Pflanzenöle.

4.1.2 Herkunft, Wirksamkeit, Ergebnisse und Nebenwirkungen verschiedener Phytotherapeutika

In Deutschland werden im wesentlichen 5 Pflanzenextrakte zur Behandlung der gutartigen Prostatavergrößerung eingesetzt; sie stammen aus:

- der Wurzel der afrikanischen Lilie (*Hypoxis rooperi*),
- den Früchten der Sägepalme (*Sabal serrulata=Serenoa repens*),
- der Brennesselwurzel (*Radix urticae*),
- Kürbissamen (*Cucurbita pepo*) und
- Roggenpollen (*Secale cereale*).

Positivmonographien der Aufbereitungskommission E liegen zu Sabalfruchtextrakten, Brennesselwurzelextrakten und Kürbissamen vor (Tab. 4-2).

Tabelle 4-2 a–c. Angaben über Phytopharmaka zur BPH-Therapie mit positiver Monographie der Kommission E

a. Früchte der Sägepalme (Serenoa repens bzw Sabal serrulata):

Anwendungsgebiete
Miktionsbeschwerden bei benigner Prostatahyperplasie, Stadium I bis II.

Dosierung
Tagesdosis: 1–2 g Droge oder 320 mg mit lipophilen Lösungsmitteln (z. B. Hexan oder Ethanol 90 % (VN)) extrahierbare Bestandteile; andere Zubereitungen entsprechend.

Ärztliche Verordnung
Zubereitungen aus Serenoa repens-Früchten, die sich der Patient selbst herstellt, beispielsweise eine Teeabkochung, sind bislang noch nicht erprobt worden und sind auch in der Volksmedizin nicht bekannt.

Bewährte Fertigarzneimittel
Monopräparate: Remigeron Lösung (10 ml Präparat enthalten 1,5 ml alkoholisches Perkolat 1:3), Permixon-Hexanextrakt, seit 1991 Prostagutt-mono-Kapseln, Strogen forte und Talso-Kapseln (jeweils 160 mg lipophiler Extrakt) sowie Strogen uno und Talso uno mit 320 mg lipophilem Sabalextrakt.
Kombinationspräparate: Cefasabal Tropfen und Tabletten, Prosta-Fink-Kapseln, Prostagalen-N-Tropfen, Prostagutt-Kapseln und Tropfen und Prostavigol-Dragees. Kein Präparat erreicht allerdings die Dosierungsempfehlung der Kommission E.

b. Brennesselwurzel (Radix urtica):

Anwendungsgebiete
Miktionsbeschwerden bei benigner Prostatahyperplasie, Stadium I bis II.

Dosierung
Tagesdosis: 4 bis 6 g Droge, Zubereitungen entsprechend.

Ärztliche Verordnung
Rp. Urticae radix conc. minutus
(= Feinschnitt) 100,0 g
Signa: Mehrmals täglich eine Teeabkochung aus 1 Teelöffel (= ein Filterbeutel) zerkleinerter Brennesselwurzel.

Bewährte Fertigarzneimittel
Monopräparate: Bazoton Kapseln (300 mg methanolisch-wässriger Trockenextrakt 5:1 in Weichgelatinekapseln), Simic-Kapseln (gleiche Dosierung und gleiche galenische Form wie bei Bazoton), Prostaherb-N-Dragees (230 mg Extr. Rad. Urticae sicc. 7:1), Fink-Brennesselwurzel-Filtertee.
Kombinationspräparate: Urtika-Plus-Kapseln (300 mg Trockenextrakt 9:1 aus Radix et Herba Urticae), Prostatin-N-Dragees (150 mg Extr. Rad. Urticae sicc. zusammen mit 100 mg Ethenzamid und 5 mg Extr. Fol. Uvae ursi sicc.), Prostatin-N-Liquidum (in 100 ml sind ein Perkolat aus 34,5 g Rad. Urticae zusammen mit Auszügen aus Fruct. Sabalis serrul. und Fol. Uvae ursi enthalten).

Tabelle 4-2 a–c. *Fortsetzung*

c. Kürbissamen (Cucurbita pepo):

Anwendungsgebiete
Reizblase, Miktionsbeschwerden bei benigner Prostatahyperplasie, Stadium I bis II.

Dosierung
Soweit nicht anders verordnet: mittlere Tagesdosis: 10 g Samen; Zubereitungen entsprechend.

Ärztliche Verordnung
Eine ärztliche Verordnung von Cucurbitae semen (Kürbissamen) kann nicht empfohlen werden, da bei den als Bulkware im Verkehr befindlichen Kürbissamen nicht sichergestellt ist, daß es sich um „medizinischen" Kürbissamen handelt. Der Arzt muß auf Kürbissamen ausweichen, die als Fertigarzneimittel erhältlich sind.

Bewährte Fertigarzneimittel
Monopräparate (u. a.): Granufink Kürbiskern Granulat und Granufink Kürbiskerne.
Kombinationsfertigarzneimittel mit relativ hoher Kürbissamendosierung (mindestens 300 mg lipophiler Kürbissamenauszug pro Einzeldosis) plus additiv und/oder synergistisch wirksamen Pflanzenextrakten: Prosta-Fink-N-Kapseln (apothekenpflichtig und verordnungsfähig), Granufink Kürbiskern Kapseln, Salus-Kürbis-Tonikum-Compositum (Liquidum)

Im folgenden werden für den behandelnden Arzt, ebenso wie für den Apotheker wichtige Phytopharmaka zur BPH-Therapie ausführlicher vorgestellt.

4.1.2.1 Sägepalmenfrüchte

Der eigentliche Impuls für die medizinische Anwendung von *Sabal serrulata* kommt aus der Homöopathie, denn bereits zu Beginn des Jahrhunderts wurde eine Urtinktur als Spezifikum bei Prostatitis und BPH mit gutem Erfolg eingesetzt.

Sägepalmenfrüchte bestehen laut Positivmonographie aus den reifen, getrockneten Früchten von *Sabal serrulata* (Synonym: *Serenoa repens*).

Als Wirkungen wird in der o.g. Monographie von antiandrogenen Effekten des Hexanextrakts und antiexsudativen Wirkungen des wässrigen Extraktes gesprochen. Diese Erkenntnisse stammen aus In-vitro-Experimenten (Schilcher 1992). Dabei fand man eine Hemmung der 5α-Reduktase durch den Hexanextrakt. Der mit hyperkritischem Kohlendioxid gewonnene Extrakt (Talso®) hemmt ebenfalls dieses Enzym und darüber hinaus die Cyclooxygenase und die 5-Lipoxygenase.

Andere Untersucher beschrieben auch eine Hemmung der 5α-Reduktase (Hagenlocher et al. 1993) oder der Cyclooxygenase und Lipoxygenase (Breu et al. 1992; Goepel u. Michel 1999). Ob der in vitro ermittelte antiandrogene Effekt von Sabalextrakt tatsächlich klinische Relevanz besitzt, ist allerdings noch offen (Weisser et al. 1996).

Ferner wurden eine α-Rezeptorblockierung und eine Kalzium-Antagonisierung durch Sabalfruchtextrakt als mögliche Wirkmechanismen diskutiert (Odenthal u. Rauwald 1996).

Da die vorgestellten In-vitro-Untersuchungen nur begrenzt aussagekräftig sind, müssen klinische Studien zur Beurteilung herangezogen werden.

Die Ergebnisse der klinischen Studien sind nicht generell auf alle Sabalpräprate übertragbar, weil die Hersteller unterschiedliche Techniken in der Extraktaufbereitung anwenden. Die Kommission E sieht für die Bereitung des „lipophilen Extrakts" die Lösungsmittel Hexan oder Äthanol vor. Da sich diese beiden Lösungsmittel unterscheiden, werden die Inhaltsstoffe der Früchte in ganz erheblich unterschiedlichem Maße extrahiert (Bracher 1997).

Für den klinischen Einsatz dieser Phytopharmaka liegen große Erfahrungen, auch in Studien vor. Hier sei besonders eine prospektive Dreijahresstudie angeführt (Bach 1995). Angesichts der Länge der Studienzeit verzichteten die Untersucher auf eine Plazebokontrolle, wenngleich dies unter wissenschaftlichen Gesichtspunkten wünschenswert und sinnvoll gewesen wäre. Die Langzeitergebnisse dieser Therapiestudie sind gut: die Miktionsbeschwerden der BPH-Patienten verminderten sich deutlich. Der Restharn nahm um die Hälfte ab und der maximale Harnfluß steigerte sich im Mittel um 6 ml/s. Die Parameter blieben konstant und verschlechterten sich im Laufe der Zeit nicht wieder (Tab. 4-3).

Carraro und Di Silverio verglichen 1995 bzw. 1996 prospektiv, randomisiert und doppelblind die Wirkung von Sabalfruchtextrakt mit dem 5α-Reduktasehemmer Finasterid an mehr als 1000 Patienten. Beide „Therapiearme" zeigten die gleiche Effektivität hinsicht-

Tabelle 4-3. Urodynamische Parameter bei BPH-Patienten vor Therapiebeginn und nach dreijähriger Behandlung mit einem Sabalfruchtextrakt. (Aus Bach 1995)

Parameter	n	Monat 0	Monat 36	Änderung (%)
Miktionsvolumen (ml)	315	$231 \pm 6{,}4$	$265 \pm 5{,}6$	+14,7
Flußzeit (s)	307	$44 \pm 1{,}8$	$29 \pm 1{,}1$	−34,1
Flußanstiegszeit (s)	280	$9{,}2 \pm 0{,}6$	$6{,}2 \pm 0{,}3$	−32,6
max. Harnfluß (ml/s)	309	$13{,}4 \pm 0{,}3$	$19{,}5 \pm 0{,}5$	+45,5
mittl. Harnfluß (ml/s)	294	$7{,}7 \pm 0{,}3$	$12{,}1 \pm 0{,}4$	+57,1
Restharn (ml)	315	$64 \pm 2{,}3$	$32 \pm 2{,}0$	−50,0

lich der Symptomreduktion, der Verbesserung der Lebensqualität und des maximalen Harnflusses. Finasterid führte darüber hinaus zu einer signifikanten Volumenabnahme der Prostata, einer Reduktion der PSA-Spiegel sowie in geringem Umfang einer Abnahme von Libido und Potenz (Nebenwirkung des Finasterid: s. Kap. 4.3.2.8), während mit dem Sabalfruchtextrakt keine antiandrogenen Wirkungen gezeigt werden konnten.

Wilt und Mitarbeiter verglichen 1998 in einer Metaanalyse Sabalfruchtextrakt mit Finasterid: Miktionsbeschwerden und Harnflußwerte wurden bei geringeren Nebenwirkungen und niedrigeren Kosten vergleichbar gebessert.

Die fehlende Wirkung auf das Prostatavolumen, den PSA-Gehalt im Serum sowie das Ausbleiben von Effekten auf Libido und Potenz sprechen gegen eine klinisch relevante Hemmung der 5α-Reduktase durch Extrakte der Sägepalmenfrüchte. Die Ursache der Wirksamkeit dieser Droge bei BPH-Patienten ist demnach noch nicht geklärt. Auch ihre Wirkungen werden immer wieder diskutiert.

Nebenwirkungen treten allerdings selten auf und betreffen, wenn überhaupt, Magenbeschwerden.

4.1.2.2 Brennesselwurzeln

Laut Positivmonographie bestehen Brennesselwurzeln aus unterirdischen Teilen von *Urtica dioica*, *Urtica urens* und/oder deren Hybriden.

Senkungen der Serumkonzentrationen von Östradiol, Östron und Sexualhormon-bindendem Globulin (SHBG) wurden bei unverändertem Testosteronspiegel nachgewiesen (Bauer et al. 1988; Vontobel et al. 1985). Als Ursache für die Senkung der Östrogenspiegel wurde eine Hemmung der Aromatase vermutet. Da aber mit „potenten" synthetischen Aromatasehemmern bisher in der BPH-Behandlung keine eindeutigen effektiven Erfolge erzielt werden konnten, ist die therapeutische Relevanz dieses „Wirkprinzips" fraglich (s. Kap. 4.3.3). Ferner wurden für Radix Urticae antiproliferative, spasmolytische, antiödematöse, antiphlogistische sowie immunmodulierende Effekte, aber auch eine Hemmung von Wachstumsfaktoren gezeigt bzw. zumindest vermutet (Bartsch u. Kühne 1992).

Die im Handel befindlichen Monopräparate erreichen die von der Kommission E empfohlene Tagesdosis von 4–6 g Droge. Die einzelnen Präparate unterscheiden sich jedoch in der Art der Extraktherstellung. Bei Bazoton® wird mit 20%igem Methanol extrahiert, bei zahlreichen anderen Urticaauszügen werden dagegen Extraktionsmittel mit wesentlich höherem Alkoholgehalt verwendet, was zu einer deutlich anderen Extraktzusammensetzung führt.

Als Effekte werden in der Positivmonographie Erhöhungen des maximalen Harnflusses und Erniedrigungen der Restharnmengen genannt. Als Nebenwirkungen treten gelegentlich leichte Magen-Darm-Beschwerden auf.

In einer plazebokontrollierten, doppelblinden Studie wurde ein Brennesselwurzel-Präparat über einen Zeitraum von drei Monaten auf Wirksamkeit geprüft (Tab. 4-4). Hauptzielgröße war der internationale Prostata-Symptomen-Score (IPSS), der unter Verum um 9,5, unter Plazebo 4,8 Einheiten zurückging. Dieser Unterschied war statistisch signifikant. Auch die Lebensqualität besserte sich in der Verumgruppe deutlicher als in der Plazebogruppe (Engelmann et al. 1996).

Tabelle 4-4. Prüfparameter am Anfang und Ende der Behandlung mit einem Brennesselwurzelpräparat (n=41)

Prüfparameter	Anfang		Ende	
	Verum	Plazebo	Verum	Plazebo
IPSS	18,2	17,7	8,7	12,9
Lebensqualität	3,4	3,2	1,6	2,5
max. Harnfluß (ml/s)	10,9	12,3	18,1	16,8
Restharn (ml)	47,8	40,8	28,6	30,1

4.1.2.3 Kombination von Sägepalmenfrüchten- und Brennesselwurzelextrakten

Von Extrakten aus Sägepalmenfrüchten und Brennesselwurzeln wird eine Steigerung der Wirksamkeit erwartet (Koch u. Biber 1996).

Mit einem solchen Kombinationspräparat wurde eine plazebokontrollierte Doppelblindstudie über 48 Wochen durchgeführt (Metzker et al. 1996). Der „Summenscore" ging von 18,6 auf 11,1 (Einheiten) in der Verumgruppe, jedoch nur von 19,0 auf 17,6 in der Plazebogruppe zurück. Der maximale Harnfluß verbesserte sich deutlich; der (allerdings primär) schon geringe Restharn verminderte sich. Als ein Kritikpunkt dieser Studie ist die kurze Zeit der Nachbeobachtung zu nennen.

Sökeland und Albrecht (1997) legten eine randomisierte, kontrollierte, multizentrische Doppelblind-Vergleichsstudie mit einem Sabal-Brennessel-Kombinationspräparat und einem 5α-Reduktasehemmer (Finasterid) vor. Hauptziele waren die Verbesserungen des maximalen Harnflusses (nach 24 Therapiewochen) und die Veränderungen der subjektiven Parameter zu eruieren. Der maximale Harnfluß stieg von 13 auf 15 ml/s an, der IPSS verbesserte sich um 5 Punkte, der Lebensqualitätsscore um 3 Punkte (Tab. 4-5). Die Präparate wurden als therapeutisch äquivalent eingestuft. Allerdings ist hierbei die als nicht ausreichend erachtete Wirksamkeit von Finasterid mitzubeachten (s. Kap. 4.3.2.13).

Tabelle 4-5. Vergleichende Therapiestudie mit einem Phytokombinationspräparat (Sabal-Brennessel-Kombinationspräparat) und einem Reduktasehemmer (Finasterid) (n=489)

Kriterien	Phytopharmaka (Kombination)		Finasterid	
	Beginn	Ende	Beginn	Ende
IPSS	11,3	6,5	11,8	6,2
Lebensqualität	7,7	4,3	7,7	4,1
max. Harnfluß (ml/l)	12,7	14,6	12,7	15,4
Unerwünschte Ereignisse		10		13

4.1.2.4 Hypoxis-rooperi- und Phytosterolpräparate

Einen bedeutenden Marktanteil innerhalb der pflanzlichen Prostatamittel haben „Sitosterol-haltige" Präparate.

Das Sterolgemisch stammt aus den Wurzelknollen der südafrikanischen Pflanze *Hypoxis rooperi*. Therapeutisch verwendet wird ein Phytosterolgemisch mit β-Sitosterol als Hauptbestandteil (70%).

Zahlreiche experimentelle und klinische Studien wurden und werden durchgeführt, in denen aber bisher weder die Wirkmechanismen, noch der für die Wirkung verantwortliche Inhaltsstoffe zweifelsfrei ermittelt werden konnten.

Frühe Hypothesen postulierten antiinflammatorische und antikongestive Effekte durch Eingriff von Sitosterol in den prostatischen Stoffwechsel. Kassen und Mitarbeiter (1997) wiesen allerdings einen Einfluß von β-Sitosterol auf die Expression und Sekretion von Wachstumsfaktoren der menschlichen Prostata in vitro nach.

Ferner soll der Extrakt der Phytosterole eine Hemmung der Leukotrien- und der Prostaglandinsynthese bewirken (Abb. 4-1). Prostaglandine sollen dabei wichtige Mediatorfunktionen in der Prostata ausüben. Ihrer Reduktion werden antiphlogistische und tonusstabilisierende Effekte zugeschrieben. Diese Vorstellung ist aber nicht gesichert. Man muß darüber hinaus folgendes berücksichtigen: Sitosterol wird nur in geringem Umfang aus dem Gastrointestinaltrakt resorbiert. Die mit den gängigen Präparaten zugeführte Sitosterolmenge (30–60 mg) ist geringer als die tägliche Aufnahme

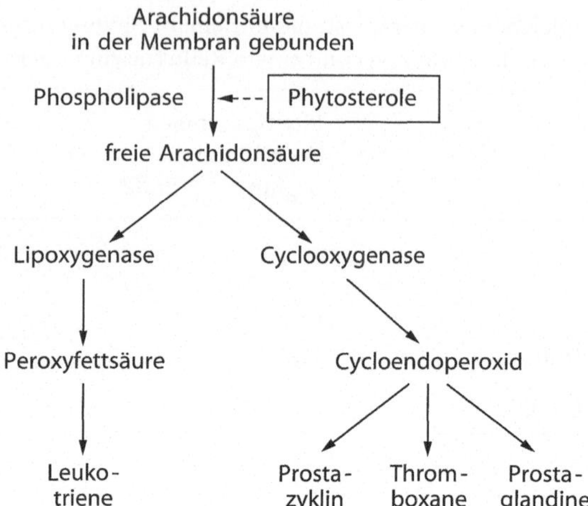

Abb. 4-1. Mögliche Wirkmechanismen der Phytosterole: Beeinflussung des Cyclooxygenase- und Lipoxygenase-Stoffwechsels — stark vereinfachte Darstellung der Arachidonsäurekaskade mit dem vermuteten Angriffspunkt der Phytosterole

mit gemischter Vollkost (ca. 200 mg). Da Sitosterol demnach nicht in hinreichender Menge bei oraler Gabe zur Verfügung steht, müssen andere Inhaltsstoffe für die (vermutete) Hemmung der Prostaglandinsynthese in der Prostata verantwortlich sein (Bach 1995).

Daneben enthält der Extrakt 0,1 mg β-Sitosterol-D-Glucosid (Sitosterolin). Dieses ist zwar besser resorbierbar als die erstgenannte Substanz Sitosterol. Dennoch bleibt auch hier die Frage nach dem wirksamen Prinzip der Phytosterol-Präparate weiterhin offen.

Im Gegensatz zu den Wirkmechanismen ist die Wirksamkeit der Phytosterole vielfach belegt worden. In einer randomisierten, plazebokontrollierten Doppelblindstudie wurden 200 symptomatische BPH-Patienten nach einer vorbereitenden Auswaschphase 6 Monate lang täglich mit 3mal 20 mg β-Sitosterol oder mit einem Plazebo behandelt (Berges et al. 1995). Schon nach 4 Wochen zeigten sich Unterschiede in beiden Gruppen, die sich bei Versuchsende verstärkten (Tab. 4-6). Die Symptome nahmen um 50% ab, der Restharn verminderte sich um 35 ml, der maximale Harnfluß verbesserte sich von 10 auf 15 ml/s. In der Plazebogruppe besserte sich der Zustand nur geringfügig, der Unterschied zur Verumgruppe war statistisch

Tabelle 4-6. Ergebnisse einer Doppelblindstudie mit β-Sitosterol vor und nach 6-monatiger Therapie (Aus Berges et al. 1995)

	Plazebo				β-Sitosterin			
	n	Studien-beginn	nach 6 Monaten	Differenz	n	Studien-beginn	nach 6 Monaten	Differenz
Hauptzielkriterium (Mittelwerte)								
mod. Boyarsky-Score (Punkte)	100	14,9	12,2	2,1	100	15,0	7,7	-6,7*
Nebenzielkriterien (Mittelwerte)								
IPSS (Punkte)	94	15,1	12,8	2,1	96	14,9	7,5	7,4*
Lebenqualität (Punkte)	94	3,0	2,8	0,2	96	3,1	1,8	1,4*
max. Harnfluß (ml/s)	93	10,2	11,4	-1,1	95	9,9	15,2	-5,2*
mittlerer Harnfluß (ml/s)	93	5,8	6,2	-0,3	95	5,7	8,8	-3,0*
Miktionszeit (s)	93	45,4	47,5	-2,8	95	48,7	33,2	15,5*
Restharn (ml)	94	64,8	54,3	11,6	96	65,8	30,4	35,4*
Prostatavolumen (ml)	81	48,0	48,8	0,3	83	44,6	42,3	3,1

Anmerkung: Für das Hauptzielkriterium wurden die Werte des modifizierten Boyarsky-Score auf einer „intention-to-treat"-Basis unter Berücksichtigung aller randomisierten Patienten analysiert. Bezüglich aller anderen Parameter wurden Patienten mit fehlenden Werten nicht berücksichtigt. P-Werte dieser Parameter sind daher nur als deskriptiv anzusehen. * = p <0,01 gegenüber Plazebo. Die Standardabweichungen sind zur besseren Übersichtlichkeit nicht angegeben.

signifikant. 12 Monate nach Abschluß dieser Studie wurden die Patienten, die weiter Sitosterin erhalten hatten, zur Erhebung des aktuellen Status nachuntersucht. In der Langzeittherapie bleibt demnach die einmal erreichte Wirkung von β-Sitosterol bezüglich Symptomatik, Lebensqualität, Harnfluß und Restharn erhalten (Berges et al. 1995).

In einer weiteren, ebenso nach internationalen Richtlinien konzipierten, plazebokontrollierten doppelblinden Multicenterstudie erhielten 177 Patienten nach einer Auswaschphase 6 Monate lang täglich 2mal 65 mg Phytosterol (β-Sitosterol) oder ein Plazebo (Klippel et al. 1997). Auch hier war der Unterschied zwischen der Verum- und der Plazebogruppe im Zielparameter Symptomenscore (IPSS) und den Begleitvariablen signifikant (p <0,01), obwohl auch in der Plazebogruppe beachtliche Verbesserungen bis zu 29% beim IPSS und 43% beim maximalen Harnfluß zu beobachten waren. Der Nettotherapieeffekt von Phytosterol (β-Sitosterol) über Plazebo hinaus erwies sich als therapeutisch relevant (Tab. 4-7).

4.1.2.5 Kürbissamen

Kürbissamen bestehen laut Monographie aus den reifen, getrockneten Samen von *Cucurbita pepo*. Die empfohlene Tagesdosis (10 g Samen) wird von Monopräparaten in der Regel erreicht.

Kürbissamenpräparate werden schon seit langer Zeit zur Behandlung der BPH eingesetzt, haben aber inzwischen ihre führende Marktposition an Sabal- und Brennesselpräparate verloren. Bisher

Tabelle 4-7. Ergebnisse einer 6monatigen plazebokontrollierten Doppelblindstudie mit Phytosterol versus Plazebo (n=177). (Aus Klippel et al. 1997)

Zielparameter (IPSS) und Begleitvariable	Netto-Therapieeffekt (zugunsten von Phytosterol)	Einzelwerte (SD) Phytost./Plazebo 2×65 mg	
IPSS	5,4	−8,2 (5,74)	−2,8 (4,18)
Lebensqualität	2,7	+1,8 (1,02)	−0,9 (0,91)
Max. Fluß (ml/s)	4,5	+8,9 (8,86)	+4,4 (5,87)
Restharn (ml)	33,5	−37,5 (37,23)	−4,1 (33,57)

ist keine Doppelblindstudie über ein Monopräparat dieser Art publiziert.

4.1.2.6 Roggenpollenextrakt

Ferner befindet sich ein kombinierter hydrophiler und lipophiler Extrakt aus Pollen von *Secale cereale* (Roggen) auf dem Markt. Das Fertigarzneimittel Cernilton® enthält pro Kapsel 23 mg dieses Totalextraktes. Die Tagesdosis liegt bei 80–120 mg Extrakt, vorgesehen ist eine Mindestanwendungsdauer von 3 Monaten.

Als pharmakologische Eigenschaften werden eine Hemmung der Cyclooxygenase und der Lipoxygenase sowie ein spasmolytischer Effekt genannt, diese Wirkungen konnten mit In-vitro-Experimenten aufgezeigt werden (Loschen u. Ebeling 1991). Ferner wurde, ebenfalls in vitro, eine Hemmung der 5α-Reduktase durch die lipophile Fraktion und ein antiproliferativer Effekt auf Prostatazellkulturen durch die hydrophile Fraktion nachgewiesen (Schilcher 1992). Schließlich wurde durch ein Pollenpräparat am Modell der Xenotransplantation benignen humanen Prostatagewebes auf thymusdysplastische Nacktmäuse eine signifikante Hemmung des Gewebewachstums erreicht (Elhilali et al. 1996).

Die klinische Effizienz von Roggenpollenextrakten wurde in zwei plazebokontrollierten Studien an insgesamt 163 Patienten untersucht (Becker u. Ebeling 1998; Buck et al. 1990). In den beiden Studien konnte eine signifikante Reduktion des Restharnvolumens im Vergleich zu Plazebo um 30% bzw. 51% festgestellt werden, während hingegen der Harnfluß in beiden Studien keine wesentliche Verbesserung erfuhr. Die subjektiven Symptome besserten sich bei 69% der Patienten.

4.1.3 Kritische Beurteilung der Phytotherapie

International wird die Phytotherapie zur Behandlung der BPH sehr unterschiedlich beurteilt.

- Während sie in Mitteleuropa breit eingesetzt wird, spielt sie in Großbritannien oder in Skandinavien nur eine untergeordnete Rolle.

- Die „Food and Drug Administration" (FDA) der USA hat den Verkauf rezeptfreier pflanzlicher Prostatamittel mit der Begründung untersagt, die Patienten würden dadurch von einer sinnvollen Therapie abgehalten.
- Das Internationale Konsensualkomitee der WHO ist der Ansicht, daß es sich bei den Phytopharmaka möglicherweise nur um Plazebos handelt (Dreikorn u. Schönhöfer 1995).
- Die Sachverständigenkommission E hat diesen Empfehlungen widersprochen und den rationalen Einsatz der Phytopharmaka bekräftigt (Schilcher 1992).

Erschwert wird die Beurteilung der Pflanzenextrakte dadurch, daß sie Substanzgemische darstellen, deren mengenmäßige Zusammensetzung natürlichen Schwankungen unterliegt und zudem sehr stark von der Methode der Extraktaufbereitung abhängt. In den meisten Fällen sind die für den therapeutischen Effekt verantwortlichen Inhaltsstoffe, sowie die Wirkungsprinzipien wenig oder nicht bekannt. Die Effekte in vivo sind weitgehend unklar. Dennoch sind in vorliegenden randomisierten Studien und Metaanalysen Phytotherapeutika Plazebos signifikant überlegen (Berges et al. 1995; Klippel et al. 1997; Schilcher 1992; Sökeland u. Albrecht 1997; Wilt et al. 1998).

Als sicherster Qualitätsnachweis gilt der eindeutige Beleg der Wirksamkeit in randomisierten, plazebokontrollierten Doppelblindstudien mit ausreichender Probandenzahl, eine Beurteilung der subjektiven und objektiven Erfolgsparameter anhand eines validierten Scoresystems und einer Studiendauer von mindestens 6 Monaten. Studien mit kürzerer Laufzeit haben wenig Aussagekraft, da gezeigt werden konnte, daß bei einem Beobachtungszeitraum von unter einem halben Jahr auch in Plazebogruppen 1/3 der Patienten subjektive und objektive Verbesserungen der Symptomatik aufweisen (Schulze et al. 1992). Bei der Hälfte der Patienten tritt keine Änderung der Parameter ein. „Positive" Ergebnisse können also Ausdruck einer spontanen Besserung der Erkrankung sein (Abb. 4-2) (s. Kap. 3.5). Die hier aufgezeigten höchst unterschiedlichen Spontanverläufe der BPH stellen eine besondere Herausforderung für die

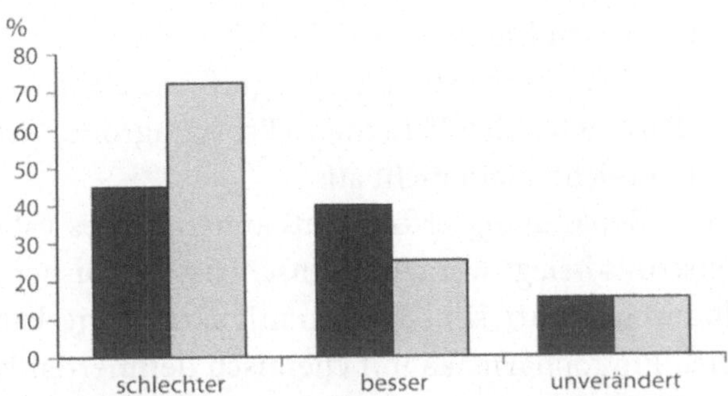

Abb. 4-2. Natürlicher Krankheitsverlauf von Patienten mit unbehandelter benigner Prostatahyperplasie nach einem halben Jahr. Dunkle Säulen: subjektive Parameter; helle Säulen: objektive Parameter

klinische Prüfung von Prostatamitteln, insbesondere solchen vom Typ der Phytopharmaka dar.

Die beiden folgenden grundlegenden Probleme sind daher stets sorgfältig zu beachten:

- Der klinische Verlauf einer symptomatischen BPH weist nicht nur eine große Variabilität auf, vielmehr unterliegt er auch einem Plazeboeffekt und zeigt in aller Regel nur eine sehr langsame Progredienz.
- Es gab lange Zeit (im Gegensatz zu malignen Tumoren) keine zuverlässige, klinisch anwendbare Stadieneinteilungen, die es leicht ermöglichten, verschiedene Patienten miteinander zu vergleichen (Witkowski u. Schulze 1997). Die früher beschriebenen Einteilungen (z. B. nach Alken 1955) sind nur bedingt hilfreich. Aussagefähige Daten konnten daher erst in den letzten Jahren, d. h. seit Einführung der Symptomenscores gewonnen werden. Auf der Basis früherer Studien kommen daher Dreikorn und Schönhöfer (1995) zu der Schlußfolgerung, daß die Ergebnisse der Phytotherapie die einer Plazebobehandlung nicht zu übertreffen scheinen. Schneider (1994) leitet dagegen aus den Studien eine über den Plazeboeffekt hinausgehende Reduktion der subjektiven und objektiven Beschwerden ab.

Eine bessere Objektivierbarkeit der Wirkung von Prostatapräparaten ist, wie bereits ausgeführt, erst seit der Einführung des Symptomenscores und anderer validierter Parameter möglich geworden (s. Kap. 2.4.2). Eine statistisch signifikante Verbesserung „objektiver" Parameter des Patienten (Prostatagröße, Uroflow, Restharnmenge) reicht allein nicht aus.

Der Behandlungserfolg muß anhand eines validierten Symptomenscores belegt werden. Wünschenswert, bisher aber nur vereinzelt durchgeführt, sind Studien mit aktuell anerkanntem Design, in denen Phytopharmaka mit chemisch definierten Wirkstoffen (z. B. Finasterid, α-Rezeptoren-Blocker) verglichen werden (Carraro et al. 1996; Di Silverio 1995; Sökeland u. Albrecht 1997).

4.1.4   Zusammenfassende Beurteilung der Phytotherapeutika und Vergleich mit anderen Therapiemöglichkeiten

Verglichen wird die Phytotherapie mit dem „watchful waiting" (kontrolliertes Zuwarten) einerseits und den anderen aktuell verwendeten Pharmaka.

Bei geringen Beschwerden (IPSS <8 Punkte) ist eine Therapie im allgemeinen nicht erforderlich. Hier kann das Vorgehen des kontrollierten Zuwartens gewählt werden. Dabei muß man berücksichtigen, daß die Symptomprogredienz und ihr zeitlicher Verlauf nicht genau bekannt sind. Deshalb sollte ein Patient über die Notwendigkeit regelmäßiger Kontrolluntersuchungen informiert werden.

Gibt es „paramedizinische" Therapieoptionen? Epidemiologische und experimentelle Daten lassen auf einen Zusammenhang zwischen Ernährung (insbesondere mit einem hohen Anteil von Phytoöstrogenen) und BPH schließen (s. Kap. 1.2.2). Deshalb sollte die Ernährung älterer Männer reich an Isoflavonoiden (Früchte, Gemüse, Tee, Soja), Lignanen (Getreide, Leinsamen) und arm an Fetten sein (Wirthesohn et al. 1996).

Kommt es allerdings zu einer signifikanten Symptomzunahme mit Leidensdruck, sollte das Vorgehen des kontrollierten Zuwartens abgebrochen werden. Die Präferenzen des Patienten sollten bei der anschließenden Therapie mit ausschlaggebend sein.

Für die Einnahme von Phytopharmaka spricht die gute Akzeptanz und die geringe Zahl an unerwünschten Arzneimittelwirkungen.

Wie sind die anderen Therapeutika im Vergleich einzuordnen? Phytotherapeutika können angewandt werden bei geringer Beschwerdesymptomatik, wobei ein Therapieversuch mit diesen Mitteln zunächst über 12 Wochen erfolgen sollte (bei α-Reduktasehemmern über 24 Wochen). Nach erfolgreichem Einsatz ist eine längerfristige Verordnung zulässig. α-Rezeptoren-Blocker eignen sich für eine rasche Linderung insbesondere der Patienten mit ausgeprägter irritativer Symptomatik. α-Reduktasehemmer können in der Behandlung des BPH-Syndroms bei einem Drüsenvolumen über 40 ml eingesetzt werden. Aber bei jedweder medikamentöser Therapie ist nach der „quantifizierbaren" Wirksamkeit zu fragen. Festzuhalten ist letztendlich: Die Wirksamkeit der BPH-Phytopharmaka muß ebenso wie die der übrigen BPH-Präparate nach neuesten wissenschaftlichen Kriterien überprüft und belegt werden.

Ob durch die medikamentöse Therapie der BPH, unabhängig von dem eingesetzten Pharmakon, eine desobstruierende Operation lebenslang vermieden werden kann oder diese nur in ein späteres Lebensalter verschoben wird, ist bisher ungeprüft. Langzeitstudien mit Finasterid ergaben immerhin eine Reduktion von operativen Interventionen und Harnverhalten um 5% gegenüber Plazebo. Retrospektive Analysen zeigen, daß in Deutschland nur 45% der Männer mit BPH-assoziierter Symptomatik operiert werden, während es in England 90% sind (McConnell et al. 1998). Die Frage nach der Operationsverschiebung durch die medikamentöse Therapie sollte prospektiv randomisiert untersucht werden.

4.1.5   Fazit für die Praxis

Neuere klinische Studien legen nahe, daß Phytopharmaka (Sägepalmenfrucht-, Brennesselwurzel- und Roggenpollenpräparate, Phytosterole) einen über den Plazeboeffekt hinausgehenden therapeutischen Effekt bei der BPH haben. Für Kürbissamenzubereitungen steht dieser Nachweis noch aus. Allerdings fehlen bislang vollständig vergleichende Prüfungen, in denen nämlich die für diese Indikation am besten wirksamen Pharmaka, d. h. die α-Rezeptoren-

Blocker mit den Phytotherapeutika verglichen werden. Daher muß auf die nicht immer voll befriedigende Wirksamkeit der pflanzlichen Präparate hingewiesen werden. Allerdings ist diese auch bei den synthetisch gewonnenen Pharmaka zur BPH-Therapie nicht durchweg überragend. Ein wichtiger positiver Aspekt der Phytotherapie ist auf jeden Fall die Verträglichkeit der Phytopharmaka, die allgemein als gut erachtet wird.

Unter Kosten- und Risiko-Nutzen-Aspekten wird die Phytotherapie in den frühen Stadien der BPH als Therapie der Wahl betrachtet, sofern man nicht, wie in den angelsächsischen Ländern, das „watchful waiting" bevorzugt (s. Kap. 3.5). Den durch neuere plazebokontrollierte Doppelblindstudien gut dokumentierten Präparaten ist dabei der Vorzug zu geben, zumal sich die Preisunterschiede bei den an sich ohnehin kostengünstigen Phytopharmaka in Grenzen halten.

Wichtig ist aber, daß die Möglichkeiten und Grenzen der Behandlung mit Phytopharmaka im Vergleich zu anderen Medikamenten richtig eingeschätzt werden. Es findet – ebenso wie bei den α-Rezeptoren-Blockern – weder eine Reduktion des Prostatavolumens statt, noch tritt eine signifikante Hemmung des weiteren Prostatawachstums ein. Der einzig nachgewiesene Effekt einiger pflanzlicher Prostatamittel ist eine Besserung der Miktionssymptomatik in den frühen Stadien der BPH, vermutlich aufgrund antiphlogistischer und dekongestiver Wirkungen. Da die Progredienz in jedem Stadium des Prostataleidens sistieren kann, können in diesen (initialen) Phasen die Miktionsbeschwerden durch Phytopharmaka spürbar gelindert werden. Regelmäßige Verlaufskontrollen sind aber unerläßlich, damit der optimale Zeitpunkt für eine eventuell erforderliche Operation nicht versäumt wird.

4.1.6 Weiterführende Literatur

Bach D, Brühl P (1995) Epidemiologie, Ätiologie, Pathogenese und Symptomatik der benignen Prostatahyperplasie. In: Sökeland J (Hrsg.) Benigne Prostatahyperplasie. Thieme-Verlag, Stuttgart New York, S. 2,1–2,9
Bach D (1995) Medikamentöse Langzeitbehandlung der BPH. Ergebnisse einer prospektiven 3-Jahres-Studie mit dem Sabalextrakt IDS 89. Urologe B 35:178–183

Bartsch W, Kühne C (1992) Hemmung der Aromatase durch 9-Hydroxy-10-trans-12-cisoctadecadiensäure. In: Rutishauser G. Benigne Prostatahyperplasie III. Zuckschwerdt-Verlag, München, S. 108–115

Bauer HW, Sudhoff F, Dressler S (1988) Endokrine Parameter während der Behandlung der benignen Prostatahyperplasie mit ERU. Klin Exp Urol 19:40–49

Becker H, Ebeling L (1988) Konservative Therapie der benignen Prostatahyperplasie (BPH) mit Cernilton®. Urologe B 28:301–306

Berges RR, Windeler J, Trampisch HJ, Senge T and the beta-sitosterol study group (1995) Randomised, placebo-controlled, double-blind clinical trial of beta-sitosterol in patients with benign prostatic hyperplasia. Lancet 345:1529–1532

Bracher F (1997) Phytotherapie der benignen Prostatayhyperplasie. Urologe A 36:10–17

Breu W, Hagenlocher M, Redl K, Stadler F, Wagner H (1992) Antiphlogistische Wirkung eines mit hyperkritischem Kohlendioxid gewonnenen Sabalfrucht-Extraktes. Arzn Forsch Drug Res 42:547–551

Buck AC, Cox R, Rees RWM, Ebeling L, John A (1990) Treatment of outflow tract obstruction due to benign prostatic hyperplasia with the pollen extract Cernilton®. Br J Urol 66:398–404

Carraro JC. Raynaud JP, Koch G, Chisholm GD, Di Silverio F, Teillac P, Calais Da Silva F, Cauquil J, Chopin D, Hamdy FC, Hanus M, Hauri D, Kalinteris A, Marencak J, Perier A Perrin P (1996) Comparison of phytotherapy (Permixon) with Finasteride in the treatment of benign prostatic hyperplasia: a randomized international study of 1098 patients. Prostate 29:231–240

Di Silverio F and the Permixon Study Group (1995) Comparison of phytotherapy (Permixon) with Finasteride in the treatment of benign prostatic hyperplasia: A randomized international study of 1098 patients. Pierre Fabre Symposium, III. Int. Consultation on BPH, Monaco

Dreikorn K, Richter R, Schönhöfer PS (1990) Konservative, nicht-hormonelle Behandlung der benignen Prostatahyperplasie. Urologe A 29:8–16

Dreikorn K, Schönhöfer PS (1995) Stellenwert der Phytotherapeutika bei der Behandlung der benignen Prostatahyperplasie (BPH). Urologe A 3:119–129

Elhilali MM, Ramsey EW, Barkin J, Casey RW , Boake RC, Beland G, Fradet Y, Trachtenberg J, Orovan WL , Schick E, Klotz LH (1996) A multicenter, randomized, double-blind, placebo-controlled study to evaluate the safety and efficacy of terazosin in the treatment of benign prostatic hyperplasia. Urology 47: 335–342

Engelmann U, Boos G, Kreis H (1996) Therapie der benignen Prostatahyperplasie mit Bazoton Liquidum® – Ergebnis einer doppelblinden, plazebokontrollierten, klinischen Studie. Urologe B 36:287–291

Goepel M, Michel MC (1999) Saw palmetto extracts potently and non-competitively inhibit human alpha-1-adrenoceptors. Prostate (in press)

Hagenlocher M, Romalo G, Stackweickert HU (1993) Spezifische Hemmung der 5α-Reduktase durch einen neuen Extrakt aus Sabal serrulata. Akt Urol 24:146–149

Kassen A, Berges R, Senge T (1997) Effect of β-Sitosterol (Harzol®) on the expression and secretion of growth factors in primary human prostate stromal cell cultures in vitro. 4th International Consultation on BPH, Paris

Klippel KF, Hiltl DM, Schipp B (1997) A multicentric, placebo-controlled, double blind clinical trial of beta-sitosterol (phytosterol) for the treatment of benign prostatic hyperplasia. Br J Urol 80:427–432

Koch E, Biber A (1994) Pharmakologische Wirkungen von Sabal- und Urtikaextrakten als Grundlage für eine rationale medikamentöse Therapie der benignen Prostatahyperplasie. Urologe B 34:90–95

Loschen G, Ebeling L (1991) Hemmung der Arachidonsäure-Kaskade durch einen Extrakt aus Roppenpollen. Arzneim Forsch/Drug Res 41:162–167

McConnell JD, Bruskewitz R, Walsh P, Andriole G, Lieber M, Holtgrewe HL, Albertsen P, Roehrborn CG, Nickel JC, Wang DZ, Taylor AM, Waldstreicher J (1998) The effect of finasteride on the risk of acute urinary retention and the need for surgical treatment among men with benign prostatic hyperplasia. N Engl J Med 338:557–563

Metzker H, Kieser M, Hölscher U (1996) Wirksamkeit eines Sabal-Urtica-Kombinationspräparates bei der Behandlung der benignen Prostatahyperplasie. Urologe B 4:292–300

Odenthal KP, Rauwald HW (1996) Kontraktionshemmende Eigenschaften von lipophilem Extrakt aus Sabal serrulata. Akt Urol 27:152–158

Schilcher H (1992) Phytotherapie in der Urologie. Hippokrates-Verlag, Stuttgart, S. 1–132

Schneider B, Sökeland J (1997) Phytotherapie bei benigner Prostatahyperplasie (BPH) – Ergebnisse einer Umfrage. Urologe B 37:113–115

Schneider HJ (1994) Die Behandlung der benignen Prostatahyperplasie mit Phytopharmaka. Urologe B 34:96–102

Schulze H, Berges R, Paschold K, Senge T (1992) Neue konservative Therapieansätze bei der benignen Prostatahyperplasie. Urologe A 31:8–13

Sökeland J, Albrecht J (1997) Kombination aus Sabal- und Urticaextrakt vs. Finasterid bei BPH (Stadium I bis II nach Alken). Urologe A 36:327–333

Sökeland J (Hrsg.) (1995) Benigne Prostatahyperplasie. Thieme-Verlag, Stuttgart New York

Vontobel HP, Herzog R, Rutishauser G, Kres H (1985) Ergebnisse einer Doppelblindstudie über die Wirksamkeit von ERU-Kapseln in der konservativen Behandlung der benignen Prostatahyperplasie. Urologe A 24:49–51

Weisser H, Tunn S, Behnke B, Krieg M (1996) Effects of the Sabal serrulata extract IDS 89 and its subfraction on 5α-reductase activity in human benign prostatic hyperplasia. Prostate 28:300–306

Wilt TJ, Ishani A, Stark G, Mac Donald R, Lau J, Muirow C (1998) Saw palmetto extracts for treatment of benign prostatic hyperplasia. A systematic review. JAMA 280:1604–1608

Wirthesohn G, Griffiths K, Altwein J (1996) Haben Phytoöstrogene Einfluß auf die Prostata? TW Urologie Nephrologie 7–11

Witkowski M, Schulze H (1997) Die medikamentöse Therapie der benignen Prostatahyperplasie. Klinikarzt 26:269–274

4.2   α-Adrenozeptoren-Blocker

Die BPH-assoziierten Symptome beruhen zu einem wesentlichen
Teil auf einer Obstruktion des Blasenhalses (s. Kapitel 2.1). Dafür
gibt es zwei Ursachen: zum einen die Vergrößerung der Prostata als
statische Komponente der Obstruktion, zum anderen die Erhöhung
des Muskeltonus im Gewebe von Prostata, Blasenhals und Urethra
als dynamische Komponente der Obstruktion.

In der menschlichen Prostata, ihrer Kapsel und im Bereich des
Blasenhalses konnten α-Adrenozeptoren (Synonyme: α-adrenerge
Rezeptoren, kurz: α-Rezeptoren) nachgewiesen werden, deren Aktivierung durch den Neurotransmitter des sympathischen Nervensy-
stems eine Kontraktion der dortigen Muskulatur hervorruft. α-Rezeptoren beeinflussen somit die Miktion, spielen darüber hinaus
auch eine Rolle bei der Erektion und Ejakulation.

Eine Inhibition der α-adrenergen Rezeptoren vermindert den
Tonus der glatten Muskulatur am Blasenausgang, indem die Wirkung von Noradrenalin an den postsynaptischen Adrenozeptoren
im stromalen Anteil der Prostata, des Blasenhalses und der Urethra
antagonisiert wird. So kann bei der BPH die dynamische Komponente der Obstruktion positiv (im Sinne einer Muskelrelaxation) beeinflußt werden. Dieser pharmakologische Aspekt und der Nachweis
von α-Adrenozeptoren in der Prostata bildeten die Grundlage für die
Pharmakotherapie mit α-Rezeptoren-Blockern bei der benignen
Prostatahyperplasie. Vorteilhaft kommt hinzu, daß bei der BPH der
Anteil der Muskelzellen zunimmt; in der gesunden Prostata ist das
Verhältnis von Stroma (Muskulatur)/Epithel 2:1, bei der BPH steigt
es bis auf 5:1. Das morphologische Korrelat für eine Relaxation der
glattmuskulären Prostatastrukturen entwickelt sich also günstig für
eine medikamentöse Behandlung mit α-Rezeptoren-Blockern im
zunehmenden Alter.

4.2.1   Subtypen der α-Adrenozeptoren

Innerhalb der Gruppe der α-Adrenozeptoren werden α_1- und α_2-
Adrenozeptoren unterschieden. Das prä- und postsynaptische Ver-

teilungsmuster der Adrenozeptoren in den verschiedenen Zielorganen ist (neben der Subtyp-Selektivität des Wirkstoffes) wesentlich bestimmend für die Wirkungsqualität eines Sympathikomimetikums bzw. Sympathikolytikums.

Adrenozeptoren vom $\alpha 1$-Subtyp finden sich vorwiegend postsynaptisch, selten präsynaptisch; sie sind bevorzugt in der glatten Muskulatur lokalisiert; am Gefäßsystem sind $\alpha 1$-Adrenozeptoren vor allem an der Konstriktion der kleinen Arterien beteiligt. Präsynaptische $\alpha 2$-Adrenozeptoren hemmen an noradrenergen Nervenendigungen die Freisetzung von Adrenalin und an cholinergen Nervenendigungen die Freisetzung von Acetylcholin. Präsynaptische $\alpha 2$-Adrenozeptoren sind damit für die Feinregulation der Neurotransmitterfreisetzung von hoher Relevanz. Die pharmakologische Bedeutung von postsynaptischen $\alpha 2$-Adrenozeptoren ist dagegen bislang noch nicht hinreichend geklärt (Heimbach u. Müller 1997).

Seit Ende der 80er Jahre ist zudem bekannt, daß es mehrere Subtypen innerhalb der $\alpha 1$-Adrenozeptoren gibt. Mit pharmakologischen Methoden ließen sich zwei Subtypen voneinander abgrenzen: $\alpha 1A$- und $\alpha 1B$-Adrenozeptoren. Molekularbiologisch hingegen war es möglich drei Subtypen, $\alpha 1b$-, $\alpha 1c$- und $\alpha 1d$-Adrenozeptoren, zu differenzieren. Da die Subtypen mit Hilfe von zwei Verfahren (pharmakologisch oder molekularbiologisch) identifiziert wurden und entsprechend unabhängig voneineinander benannt wurden, bestanden ursprünglich Unklarheiten bezüglich ihrer Nomenklatur und ihrer Bedeutung; diese Unklarheiten konnten inzwischen beseitigt werden. Es zeigte sich, daß der klonierte $\alpha 1b$-Adrenozeptor dem $\alpha 1B$-Rezeptor und der klonierte $\alpha 1c$-Adrenozeptor dem α-1A-Rezeptor entspricht (Tabelle 4-8).

Da die verschiedenen $\alpha 1$-Adrenozeptor-Subtypen mit unterschiedlicher funktioneller Bedeutung in den Humangeweben verteilt sind, galt es für die spezielle Frage der BPH-Therapie zu klären, welcher Subtyp für den Tonus der Prostatamuskelzellen verantwortlich ist. Ferner wurde und wird erforscht, welcher Subtyp in anderen Zielorganen (z. B. Blutgefäßen) bevorzugt exprimiert wird. Nach den bisherigen Erkenntnissen dominiert in der humanen Prostata der $\alpha 1a$-Adrenozeptor (70% bezogen auf die Gesamtheit der $\alpha 1$-Adre-

Tabelle 4-8. Anerkannte Klassifikation pharmakologisch und molekularbiologisch identifizierter α1-Adrenozeptor-Subtypen

Alte Klassifikation		Neue Klassifikation	
Pharmakologisch	Molekularbiologisch	Pharmakologisch	Molekularbiologisch
α1A	α1c	α1A	α1a
α1B	α1b	α1B	α1b
	α1d	α1D	α1d

nozeptoren). Welcher α1-Adrenozeptor z. B. in den Blutgefäßen vorkommt, ist noch nicht abschließend geklärt. Aktuell wird davon ausgegangen, daß für eine Vasokonstriktion der großen menschlichen Gefäße (z. B. der Arteria iliaca interna) wahrscheinlich der α1b-Adrenozeptor-Subtyp verantwortlich ist.

Die Erforschung der α-Adrenozeptoren ist bei weitem noch nicht abgeschlossen. Möglicherweise setzt sich der α1a-Adrenozeptor wiederum aus zwei Subtypen zusammen. Auch finden sich Hinweise für die Existenz weiterer Adrenozeptoren (z. B. α1L-Adrenozeptoren).

4.2.2 Klassifikation der α-Adrenozeptoren-Blocker

Anhand der Rezeptorenselektivität und Wirkdauer werden die α-Adrenozeptoren-Blocker (Synonyme: α-adrenerge Rezeptoren-Blocker, kurz: α-Blocker) eingeteilt in:

1. Nicht-selektive α1- und α2-adrenerge Blocker: Phenoxybenzamin,
2. α1-adrenerge Blocker mit kurzer Wirkdauer: Prazosin, Alfuzosin Indoramin,
3. α1-adrenerge Blocker mit langer Wirkdauer: Terazosin, Doxazosin,
4. selektive α1a-adrenerge Blocker: Tamsulosin.

Substanzen wie die nicht-selektiven α-adrenergen Blocker Nicergoline und Thymoxamine sowie die selektiven α1-adrenergen Blocker Bunazosin, Moxislyte, Urapidil und Naftopidil werden im folgenden nicht weiter berücksichtigt, da ihnen gegenwärtig nur eine geringe klinische Bedeutung bei der BPH-Therapie zukommt (Heimbach u. Müller 1997).

Aufgrund zahlreicher experimenteller und klinischer Untersuchungen liegen mittlerweile für die unter 1–4 genannten Pharmaka umfangreiche klinische Untersuchungen vor, die pathophysiologisch und pharmakologisch eine Therapie der BPH begründen.

Als idealer Wirkstoff ist ein α1-Rezeptoren-Blocker mit (hoher) Selektivität für α1a-Adrenozeptoren und geringer Affinität zu anderen α1-Adrenozeptoren-Subtypen wünschenswert (und vielleicht in greifbarer Nähe), da von diesem Pharmakon eine hohe Effizienz in der Therapie der BPH mit geringen Nebenwirkungen zu erwarten ist.

4.2.3   Vergleich wichtiger α1-Rezeptoren-Blocker für die BPH-Therapie

Die einzelnen α1-Rezeptoren-Blocker unterscheiden sich für diese Indikation kaum hinsichtlich ihrer Wirksamkeit. Unterschiede findet man in ihrer Pharmakokinetik (Tabelle 4-9).

Für die aktuell am meisten verschriebenen α1-Rezeptoren-Blocker sind bezüglich der täglichen Anwendungshäufigkeiten, der jeweiligen Dosierungen sowie speziell der anfallenden Kosten gewisse Unterschiede zu erkennen. Im Rahmen der allgemeinen Senkung der Therapiekosten ist der Preisunterschied bei einer solchen Langzeitbehandlung von besonderem Interesse (Tabelle 4-10).

Tabelle 4-9. Pharmakokinetische Daten von α1-Rezeptoren-Blockern

	Zeit bis zum max. Plasmaspiegel (Tmax) (h)	Halbwertszeit (h)	Titrierung notwendig
Prazosin	1–3	2–4	Ja
Alfuzosin	1–2	4–6	Ja
Alfuzosin (Retardform)	2–3	8–10	Nein
Terazosin	1–2	8–13	Ja
Doxazosin	2–3	9–12	Ja
Tamsulosin	5–6	10–13	Nein

Tabelle 4-10. Vergleich der Applikationshäufigkeiten, Dosierung und Tagestherapie-Kosten verschiedener $\alpha 1$-Rezeptoren-Blocker

Medikament		Applikatin/Tag	Dosis (mg)	Kosten/Tag (DM)
Terazosin	Flotrin	1–2×1	5–10	1,95–3,90
Alfuzosin	Urion	2–3×1	5–7,5	1,73–2,60
Alfuzosin	Urion S	1–2×1	5–10	1,29–2,58
Alfuzosin	UroXatral	2–3×1	5–7,5	1,73–2,60
Alfuzosin	UroXatral S	1–2×1	5–10	1,29–2,58
Doxazosin	Diblocin	1×1	2–4	1,60–2,20
Tamsulosin	Alna	1×1	0,4	1,99
Tamsulosin	Omnic	1×1	0,4	1,99

4.2.4 Zusammenfassende Beurteilung der $\alpha 1$-Rezeptoren-Blocker bei der BPH-Therapie

4.2.4.1 Ergebnisse und Erfahrungen mit $\alpha 1$-Rezeptoren-Blockern

Direkt vergleichende Studien verschiedener α-Rezeptoren-Blocker zur Therapie BPH-bedingter Symptome wurden u. a. zwischen Alfuzosin und Prazosin, Doxazosin und Prazosin, Terazosin und Doxazosin sowie Tamsulosin und Prazosin vorgenommen (Heimbach u. Müller 1997). Dabei wird in den letzten Jahren der Vergleich der verschiedenen Studien miteinander durch die zunehmende Verwendung internationaler Symptomenen-Scores (z. B. AUA- oder IPS-Scores) vereinfacht.

Symptomenscores und Harnflußparameter verbesserten sich signifikant in allen (Therapie-)Gruppen, waren allerdings im direkten Vergleich untereinander nicht deutlich verschieden (s. Kap. 4.2.3). Im Durchschnitt wird von einer Verbesserung des Symptomenscores von etwa 35% bis über 50% berichtet. Der durchschnittliche Anstieg des maximalen Harnflusses beträgt nach Einnahme eines $\alpha 1$-Rezeptoren-Blockers zwischen 2 und 2,5 ml/s, nur selten fällt er höher aus. Der maximale Harnfluß steigt damit meistens stärker an als nach Plazebogabe. Kritisch sei hier allerdings angemerkt, daß eine solche Verbesserung des maximalen Harnflusses zwar mathematisch eine signifikante Veränderung darstellt, daß allerdings der Normalwert von mindestens 15 ml/s nicht (immer) erreicht wird und daß damit nicht immer eine objektivierbare, echte klinische Verbesserung (bzw. Normalisierung des Harnflusses) erreicht werden kann. Um fundierte Daten gewinnen zu können, sind objektive Parameter (z. B. Restharn, eventuell ausführliche urodynamische Untersuchungen) wünschenswert. Diese wurden allerdings in den Studien nicht regelmäßig vorgenommen. Auch sind die angegebenen Abnahmen der Restharnmengen von 15–50% nicht zwangsläufig als befriedigend anzusehen; dies gilt z. B., wenn der Restharn, der ab 50 ml als pathologisch angesehen werden kann, bei Werten um 100 ml nur um etwa 15% reduziert wird.

Die Pharmakokinetik der Substanzen erlaubt zumindest für die Langzeit-α1-Rezeptoren-Blocker vorteilhafterweise die täglich einmalige Einnahme. Bei den α1-Rezeptoren-Blockern mit schneller Anflutung muß eine einschleichende Behandlung vorgenommen werden, um die initiale Blutdrucksenkung minimal zu halten. Als empfehlenswert wird teilweise die abendliche Verabreichung der Substanzen angesehen, da so eine Reduzierung der möglichen Nebenwirkungen bzw. geringere Belastung des Patienten durch das subjektive Empfinden der unerwünschten Begleiterscheinungen erwartet wird. Hohe Plasmaspiegel in der Nacht können allerdings den Patienten durch Schwindel und orthostatische Reaktionen aufgrund des Blutdruckabfalles gefährden. Deshalb wird meist doch eher die morgendliche Verordnung vorgeschlagen.

Insgesamt wird bei α1-Rezeptoren-Blockern – vorausgesetzt, daß die Indikation für die Medikation richtig gestellt ist – eine akzeptable Wirksamkeit erreicht. Dies betrifft insbesondere Verbesserungen der Lebensqualität und eine anhaltende Wirkung der Medikamente (ohne Tachyphylaxie) bei der erforderlichen Langzeitbehandlung.

Die Pharmakotherapie mit den „uroselektivsten" Substanzen (Tamsulosin) ist dabei aktuell zu bevorzugen (s. Kap. 4.2.8.7). Durch die mögliche Entdeckung von weiteren α-Rezeptor-Subtypen sowie durch zusätzliche prospektive Studien kann und muß der Stellenwert von α-Rezeptoren-Blockern in der Behandlung von BPH-Patienten weiter definiert werden.

4.2.4.2 Auswahl der Patienten-Kollektive

Da die α-Adrenozeptorantagonisten zu günstigen Verbesserungen von milderen Miktionsbeschwerden bei BPH-Patienten führen, außerdem insgesamt nebenwirkungsarm und eher kostengünstig im Vergleich zu anderen Substanzen sind, kann vor allem den BPH-Patienten mit Symptomenscores (IPSS)<8 die Behandlung mit α-Rezeptoren-Blockern empfohlen werden.

Nach den internationalen Richtlinien (1998) kommen folgende Patienten für die Behandlung mit α1-Rezeptoren-Blockern in Frage:

- Patienten, die im Anfangsstadium der BPH sind (IPSS <8), eine Therapie benötigen und wünschen, aber noch keine Operation benötigen.
- Patienten, die eine Operation erwarten und bis dahin symptomatisch behandelt werden (wollen).
- Patienten, die eine chirurgische Intervention ablehnen und bei denen eine medikamentöse Behandlung nicht kontraindiziert ist (aber nicht im Stadium III der BPH sind).
- Patienten, die für eine chirurgische Therapie nicht geeignet sind (aber nicht Stadium III-Patienten, also z. B. multimorbide Patienten sind).

4.2.5   Zusammenfassende Beurteilung der Nebenwirkungen der α1-Rezeptoren-Blocker

Das Spektrum der unerwünschten Wirkungen der (α1-Adrenozeptorenblocker in der BPH-Therapie wird durch die vasodilatatorischen Eigenschaften dieser Pharmaka bestimmt und ist bei allen Substanzen qualitativ gleich, unterscheidet sich aber hinsichtlich Häufigkeit und Schwere, d. h. in quantitativer Hinsicht. So konnten seit der Verwendung der „uroselektiven" Blocker die Raten der Nebenwirkungen deutlich reduziert werden (Abb. 4-3).

Nach den verschiedenen Organen und Organsystemen geordnet, sind folgende Nebenwirkungen zu nennen:

- Herz, Kreislauf: Orthostatische Regulationsstörungen (Schwindel, Hypotonie, Herzklopfen, Kopfschmerzen, Benommenheit, Übelkeit), Angina pectoris (selten), Tachykardie (selten).

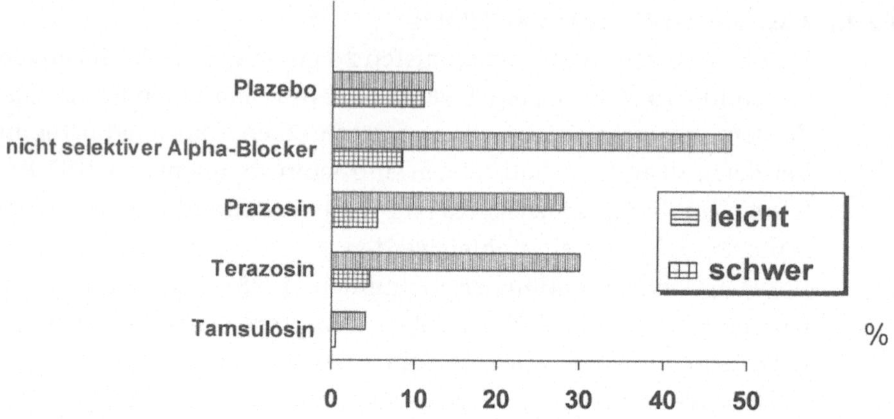

Abb. 4-3. Unerwünschte Nebenwirkungen (mit Unterteilung in leichte und schwere Neben-effekte) bei der Einnahme von verschiedenen α-Rezeptoren-Blockern und von Plazebo: Deutliche Unterschiede in den Nebenwirkungs-Häufigkeiten zugunsten der selektiven α1a-Rezeptoren-Blocker

- Gastrointestinaltrakt: Mundtrockenheit (selten), Erbrechen, Diarrhoe, Obstipation (selten).
- Nervensystem: Parästhesien (selten), Wahrnehmungs- und Stimmungsbeeinträchtigungen.
- Stoffwechsel: Wasserretention, Ödeme (selten).
- Urogenitaltrakt: Priapismus (selten), erektile Dysfunktion (Ejakulationsstörungen).
- Haut: Hautreaktionen (Rötung), Juckreiz (selten), Schwitzen (selten).
- Muskel und Skelett: Gelenkschmerzen (selten).
- Augen: Sehstörungen (selten), Rötungen der Lederhaut.

Im allgemeinen sind die genannten Nebenwirkungen nur gering ausgeprägt. Dies gilt insbesondere bei der Anwendung von Tamsulosin in einer Dosierung von 0,4 mg.

Schwindel stellt bei allen α1-Adrenorezeptoren-Blockern die häufigste Nebenwirkung dar.

Ejakulationsstörungen (4–11%) sind wahrscheinlich durch den Wirkmechanismus der Substanzen selbst, d. h. durch ihre Interaktion mit der sympathischen Innervation von Prostata und Blasenhals (breit geöffneter Blasenhals zur Blase=retrograde Ejakulation, s. Kap. 5.2.3.5) zu erklären.

Blutdrucksenkungen finden sich bei allen α1-Adrenozeptoren-antagonisten. Dies trifft sowohl bei Normotonikern als auch bei Hypertonikern zu. Die bei Normotensiven beobachteten Senkungen des Blutdruckes sind jedoch in der Regel gering und klinisch nicht von Bedeutung. Bei Hypertonikern fanden sich dagegen mit Ausnahme von Patienten, die Tamsulosin einnahmen, ausgeprägtere Blutdrucksenkungen. Dieser Tatsache wird Rechnung getragen, indem bei der Behandlungseinleitung die Dosis langsam gesteigert wird. Darüber hinaus kann der Effekt auch genutzt werden, indem z. B. durch Terazosin oder Prazosin, welche beide ebenfalls für die Therapie des Bluthochdruckes zugelassen sind, eine synchrone Behandlung beider Krankheitsbilder erfolgt.

4.2.6 Kontraindikationen von α1-Rezeptoren-Blockern

Vor der Einleitung einer Therapie mit α1-Rezeptoren-Blockern sind die allgemeinen Gegenanzeigen zu berücksichtigen. Hierzu gehören:

- Herzinsuffizienz, bedingt durch mechanische Funktionsbehinderungen (z. B. Aorten- oder Mitralklappenstenose, Perikarderkrankungen, Lungenembolien).
- Linksherzinsuffizienz (mit niedrigem Füllungsdruck des Ventrikels).

4.2.7 Interaktionen von α1-Rezeptoren-Blockern mit anderen Medikamenten

Betrachtet man die Wechselwirkungen von α-Rezeptoren-Blockern mit anderen Medikamenten, so sind die Interaktionen mit blutdrucksenkenden Mitteln im Sinne einer gesteigerten Blutdrucksenkung möglich. Diese Interaktionen finden sich z. B. bei der gleichzeitigen Einnahme eines α-Rezeptoren-Blockers zusammen mit

Diuretika, Betablockern und/oder anderen Vasodilatatoren (s. Tabelle 4-20).

4.2.8 Pharmakokinetik, Wirksamkeit, Ergebnisse und Nebenwirkungen einzelner α1-Rezeptoren-Blocker

Im folgenden werden für den behandelnden Arzt, aber auch für den Apotheker wichtige α1-Adrenozeptorantagonisten zur Behandlung der benignen Prostatahyperplasie vorgestellt. Im wesentlichen werden die verschiedenen pharmakologischen und klinischen Daten zusammengefaßt.

4.2.8.1 Phenoxybenzamin

Phenoxybenzamin (Dibenzyran®) wurde als erste Substanz dieser Klasse bereits 1976 zur Behandlung der BPH eingesetzt (Caine et al. 1976). Anfangs wurden nicht-kontrollierte Studien durchgeführt, welche auf eine Wirksamkeit von Phenoxybenzamin bei BPH-assoziierten Symptomen hinwiesen. In einer retrospektiven Untersuchung von Caine et al. (1981) zeigte sich, daß von 200 Patienten mit einer BPH 80% von der Behandlung mit dieser Substanz profitierten. Diese Beobachtungen konnten durch randomisierte, doppelblinde, plazebokontrollierte Studien bestätigt werden (Tabelle 4-11). Die übliche Dosierung von Phenoxybenzamin betrug für diese Indikationsstellung 10–20 mg/d, in der Regel appliziert für 2–5 Wochen. In 3 der 4 genannten Untersuchungen fand sich eine signifikante Steigerung des maximalen Harnflusses; außerdem zeigte sich bei 2 Studien eine signifikante Verbesserung der Symptome und eine Verringerung des Restharns. Allerdings gibt es auch Publikationen, in welchen keine Wirksamkeit dieser Substanz bei BPH-Patienten festgestellt wurde. Diese negativen Ergebnisse wurden auf die niedrige Dosierung von Phenoxybenzamin (5–10 mg/ Tag) zurückgeführt (Caine et al. 1976).

Insgesamt wurde über viele Jahre von einer guten Wirksamkeit von Phenoxybenzamin bei der Behandlung der BPH berichtet. Allerdings war eine breite Akzeptanz für diese Indikation nicht zu erwarten, da allgemein nicht nur erhebliche, sondern auch häufig Neben-

Tabelle 4-11. Randomisierte, plazebokontrollierte, doppelblinde Studien mit Phenoxybenzamin (stat. sign. = statistisch signifikant; p <0,05) mit Angaben zu BPH-bedingten wichtigen Symptom- bzw. Befund-Änderungen. (Nach Heimbach u. Müller 1997)

Autor	Jahr	Anzahl der Patienten (n)	Dosis [mg]	Behand-lungszeit [Wochen]	Zunahme des maximalen Harnflusses		Restharn	
					[ml/s]	stat. sign.	Abnahme [%]	stat. sign.
Caine et al.	1978	50	20	2	6,2	Ja	–	Nein
Abrams et al.	1982	41	20	4	3,1	Ja	60,4	Ja
Abrams et al.	1982	38	5–10	?	?	Ja	–	Ja
Ferrie u. Paterson	1987	45	10	5	1,7	Nein	36,2	Nein

wirkungen (in 30–46% der Fälle)angegeben wurden. Hierzu gehören Hypotonien, reflektorische Tachykardien, Müdigkeit, Schwäche, Benommenheit, „verstopfte Nase" und retrograde Ejakulation. Wegen der vaskulären Nebenwirkungen, aber auch wegen der angeblich bei Ratten beobachteten karzinogenen Eigenschaften, sollte Phenoxybenzamin in dieser Indikation nicht mehr eingesetzt werden.

4.2.8.2 Prazosin

Prazosin (Minipress®) ist ein kurz wirksamer selektiver α1-Adrenozeptorantagonist mit einer Halbwertszeit von 2–4 Stunden. Der maximale Plasmaspiegel wird nach spätestens 3 Stunden erreicht. Als effektive Dosis für die Therapie von BPH-Patienten wurde in nahezu allen plazebokontrollierten randomisierten Studien 2×2 mg täglich angegeben (Heimbach u. Müller 1997). Bei einer Studiendauer von 2–12 Wochen fanden sämtliche Untersucher einen deutlichen Anstieg der maximalen Harnflußraten, der in den meisten Fällen im Vergleich zur Plazebogruppe signifikant höher war (Tabelle 4-12). Die fehlende Signifikanz der Unterschiede beim Harnfluß in zwei der aufgeführten Studien wurde damit erklärt, daß sich die Miktionsdrücke im Laufe der Anwendungsdauer signifikant

Tabelle 4-12. Randomisierte, plazebokontrollierte, doppelblinde Studien mit Prazosin (stat. sign. = statistisch signifikant; p <0,05) mit Angaben zu BHP-bedingten wichtigen Symptom- bzw. Befund-Änderungen. (Nach Heimbach u. Müller 1997)

Autor	Jahr	Anzahl der Patienten (n)	Dosis [mg]	Behandlungszeit [Wochen]	Zunahme des maximalen Harnflusses		Restharn	
					[ml/s]	stat. sign.	Abnahme [%]	stat. sign.
Hedlund et al.	1983	20	4	4	2,2	Ja	–	–
Martorana et al.	1984	18	4	2	4,1	Ja	–	–
Kirby et al.	1987	80	4	4	4,3	Ja	21,0	Nein
Hedlund u. Andersson	1988	8	4	4	1,6	Ja	46,8	Ja
Chapple et al.	1990	58	4	12	2,4	Nein	+39,3	–
Le Duc et al.	1990	39	4	4	3,2	Nein	31,3	Nein
Ruutu et al.	1991	35	4	4	3,6	Ja	38,5	Nein
Chapple et al.	1992	93	4	12	2,4	Ja	55,7	–

erniedrigten und es insbesondere über einen längeren Zeitraum zu einer Reäquilibrierung zwischen Druck- und Flußparametern kam. Die durchschnittlichen Restharnmengen nahmen entsprechend der Literaturangaben nur in wenigen Studien ab. Auch fand sich keine einheitliche Verbesserung der prostatabezogenen Symptomatik im Vergleich zur Plazeboapplikation. Insbesondere wiesen Chapple und Mitarbeiter (1990) auf enttäuschende Resultate bei der Verbesserung der Symptome hin mit der Interpretation, daß bei längeren Zeiträumen die natürliche Fluktuation der Symptome bei BPH positive Effekte des Medikamentes maskieren könnte. Nicht zu vernachlässigen sind die Nebenwirkungen nach Prazosin-Einnahme, welche, wenn auch in milder Form, bei bis zu 80% aller Patienten auftraten; dazu gehören vornehmlich Benommenheit, Kopfschmerzen und orthostatische Dysregulationen.

4.2.8.3 Alfuzosin

Alfuzosin (Urion®, Urion S®, Uroxatral®, Uroxatral S®) ist ein weiterer kurz wirksamer selektiver α1-Adrenozeptorantagonist, der strukturell mit Prazosin verwandt ist. Die Halbwertszeit beträgt 4–6 Stunden. Alfuzosin wird mit unterschiedlicher Galenik angeboten. Bei Gabe rasch freisetzender Präparate wird die maximale Plasmakonzentration in etwa 1–2 Stunden erreicht. Diese Darreichungsform von Alfuzosin (Urion®, Uroxatral®) wird in der Regel 2–3mal täglich verabreicht. Bei den Retardformen (Urion S®, Uroxatral S®) wird die maximale Plasmakonzentration in 2–3 Stunden erreicht, die Halbwertszeit beträgt etwa 8 Stunden, so daß eine 1–2malige tägliche Gabe mit einer Dosierung von 7,5 mg/d im Mittel ausreichend erscheint. Allerdings findet man erheblich unterschiedliche Angaben von 1,25–10 mg/d in verschiedenen Studien.

Alfuzosin wurde bereits in einer großen Anzahl offener Studien erprobt. Mittlerweile liegen auch randomisierte, doppelblinde, plazebokontrollierte Studien vor (Tabelle 4-13). Die Nachbeobachtungszeiten betrugen zum Zeitpunkt der Publikation bis zu 3 Monate. Nur bei etwas über der Hälfte der vorgestellten Studien wurden signifikante Zunahmen des maximalen Harnflusses, bzw. statistisch signifikante Verbesserungen der Symptome angegeben. Gegenüber Plazebo traten jedoch die typischen blutdruckbedingten unerwünschten Wirkungen in Erscheinung (Schwindel, Benommenheit, Kopfschmerzen in einer Häufigkeit zwischen 15 und 51%). Im Vergleich zu Prazosin sind die Nebenwirkungen geringer.

4.2.8.4 Indoramin

Der selektive α1-Adrenozeptorantagonist Indoramin (Wydora®) ist bisher nicht so weit verbreitet. In pharmakologischer Hinsicht ähnelt Indoramin Alfuzosin. Verbesserungen des maximalen Harnflusses und der Krankheitserscheinungen waren nachweisbar (Tabelle 4-14). Betrachtet man die aktuelle Literatur, so liegen die Besserungsraten der Symptome zwischen 64 und 89% (Fleig u. Thüroff 1997). Eine Restharnbestimmung erfolgte nur bei einem Teil der Studien, die Abnahme des Restharns war dann signifikant. Allerdings fanden sich keine signifikanten Änderungen urodynamischer Parameter, d. h. bei den Druck-Flußmessungen war z. B.

Tabelle 4-13. Randomisierte, plazebokontrollierte, doppelblinde Studien mit Alfuzosin (stat. sign. = statistisch signifikant; p <0,05) mit Angaben zu BPH-bedingten wichtigen Symptom- bzw. Befund-Änderungen. (Nach Heimbach u. Müller 1997 mit Ergänzungen von 1998)

Autor	Jahr	Anzahl der Patienten (n)	Dosis [mg]	Behand-lungszeit [Wochen]	Zunahme des maximalen Harnflusses		Symptome				Restharn	
					[ml/s]	stat. sign..	Inter-nationaler Score	Verbesse-rung [%]	stat. sign.		Abnahme [%]	stat. sign.
Ramsay et al.	1985	31	9–12	12	0,0	Nein	–	–	Ja		–	–
Carbin et al.	1991	33	7,5–10	8	0,3	Nein	Boyarsky	14	Nein		56,0	Ja
Jardin et al.	1991	518	7,5–10	26	0,2	Nein	Boyarsky	–	Ja		38,5	Ja
de la Rosette	1992	20	7,5	6	4,7	Ja	–	–	Ja		21,3	Nein
Delmas et al.[a]	1994	198	10	4	2,8	Ja	Boyarsky	–	Nein		–	–
Hansen et al.	1994	205	7,5	12	1,0	Ja	Madsen-Iversen	15	Ja		40,0	Nein
Martorana et al.	1994	32	7,5	4	1,5	Ja	–	–	–		–	–
Stephenson et al.	1994	71	7,5–10	4	2,1	Ja	Boyarsky	–	Nein		–	Nein
Buzelin et al.[a]	1995	361	10	12	2,4	Ja	IPSS	–	Ja		–	Ja
Lukacs et al.	1998	3228	7,5	36 Monate	–	–	Boyarsky HRQL[b]	bis 54 %	Ja		–	–

[a] Alfuzosin mit verzögertem Erreichen der maximalen Plasmakonzentration
[b] HRQL: health related quality of life questionnaire

Tabelle 4-14. Randomisierte, plazebokontrollierte, doppelblinde Studien mit Indoramin (stat. sign. = statistisch signifikant; p <0,05) mit Angaben zu BPH-bedingten wichtigen Symtom- bzw. Befund-Änderungen. (Nach Heimbach u. Müller 1997)

Autor	Jahr	Anzahl der Patienten (n)	Dosis [mg]	Behand- lungszeit [Wochen]	Zunahme des maximalen Harnflusses		Restharn	
					[ml/s]	stat. sign.	Abnahme [%]	stat. sign.
Ronchi et al.	1982	16	8	0,5	5,0	Ja	–	–
lacovou u. Dunn	1987	30	50	8	8,7	Ja –	–	
Chow et al.	1990	139	20–40	8	2,8–4,9	Ja	–	–
Scott u. Abrams	1991	40	40	4	2,0	Ja	52,0	Ja
Ashan et al.	1994	123	40	24	0,0	Nein	–	–

der Detrusordruck bei maximalem Harnfluß nicht signifikant verändert. Die unerwünschten Wirkungen, welche bei bis zu 40% der Patienten registriert wurden, umfaßten vornehmlich Müdigkeit und retrograde Ejakulation sowie Nebenwirkungen von seiten des ZNS (u. a. Benommenheit). Sie schränken die Anwendung von Indoramin zur BPH-Therapie ein (Heimbach u. Müller 1997).

4.2.8.5 Terazosin

Terazosin (Flotrin®) ist als selektiver α1-Adrenozeptorantagonist bereits sehr häufig für die BPH-Therapie eingesetzt worden. Bei einer Halbwertszeit zwischen 8 und 13 Stunden wird die maximale Plasmakonzentration nach 1–2 Stunden erreicht. Deshalb wird eine einmalige tägliche Gabe vorgeschlagen. Es wird empfohlen, die Behandlung mit der niedrigsten Dosierung von 1 mg/d zu beginnen und langsam bis zur individuellen Dosis (in der Regel 10 mg/d) zu steigern. Bei den vorgestellten randomisierten, doppelblinden, plazebokontrollierten Studien lagen Nachbeobachtungen von 8 bis 52 Wochen vor (Tabelle 4-15). Bei der überwiegenden Mehrzahl konnten auch Verbesserungen des maximalen Harnflusses sowie Verbes-

Tabelle 4-15. Randomisierte, plazebokontrollierte, doppelblinde Studien mit Terazosin (stat. sign. = statistisch signifikant; $p < 0,05$) mit Angaben zu BPH-bedingten wichtigen Symptom- bzw. Befund-Änderungen. (Nach Heimbach u. Müller 1997)

Autor	Jahr	Anzahl der Patienten (n)	Dosis [mg]	Behand-lungszeit [Wochen]	Zunahme des maximalen Harnflusses		Symptome			Restharn	
					[ml/s]	stat. sign.	Internatio-naler Score	Verbesse-rung [%]	stat. sign.	Abnahme [%]	stat. sign.
Fabricius et al.	1990	30	10	12	2,3	Ja	–	–	Ja	–	Ja
Di Silverio	1992	137	2–10	8	2,4–2,9	Ja	–	–	Nein	15,7–32,5	Nein
Lepor et al.	1992	285	2–10	12	0,7–1,3	Ja	Boyarsky	23–44	Ja	–	–
Lepor et al.	1992	199	2–20	24	1,5	Ja	Boyarsky	33	Ja	40,0	–
Lloyd et al.	1992	86	2–10	8	1,3–2,8	Nein	Boyarsky	21–33	Nein	–	–
Brawer et al.	1993	160	1–10	24	1,4	Ja	Boyarsky	31	Ja	–	–
Debruyne et al.	1995	427	5–10	26	3,2	Ja	IPSS	55	Ja	–	–
Elhilali et al.	1996	164	2–10	24	2,4	Ja	Boyarski	55	Ja	–	Nein
Roehrborn et al.	1996	2084	2–10	52	2,2	Ja	IPSS	37,8	Ja	–	Nein

serungen der Symptomenscores gezeigt werden. Wenig aussagekräftig sind die Angaben zu Veränderungen des Restharns. Dieser ließ sich unter Terazosin um etwa 33%, d. h. durchschnittlich von 60 auf 40 ml senken. Eine solche Veränderung kann, muß aber nicht ausreichend sein, dem Patienten bezüglich seiner Symptome tatsächlich zu helfen. Druck-Flußmessungen, die hier aussagekräftigere Daten liefern könnten, wurden entsprechend der aktuell vorliegenden Literaturangaben nicht durchgeführt. Die größte Studie mit der längsten Behandlungszeit wurde von Roehrborn und Mitarbeitern (1996) vorgestellt. Der Symptomenscore verbesserte sich um 38%, in der Plazebogruppe jedoch um 18% (p <0,001). Nach dieser Studie sollen besonders Patienten mit mittelschweren bis schweren Miktionssymptomen von der Behandlung profitieren. Allerdings sanken die Restharnmengen auch hier nicht signifikant.

Interessanterweise, wenn auch statistisch nicht signifikant, fielen Unterschiede bei der Terazosinwirkung im Rahmen der BPH-Therapie zwischen Amerikanern afrikanischer und nicht-afrikanischer Herkunft im Hinblick auf Verbesserungen der Symptome auf. Ob Rassenunterschiede eine Bedeutung bei der Behandlung mit α-Rezeptoren-Blockern haben, kann hieraus noch nicht abgeleitet werden und bleibt daher zunächst weiterhin unklar.

Auch bei Terazosin sind die allgemein bekannten, aber hier nur schwach ausgeprägten vasodilatatorisch bedingten Nebenwirkungen nicht zu vernachlässigen. Am häufigsten findet man Schwindel (bis 11%), Kopfschmerzen (bis 10%), Benommenheit (bis 6%) und Abgeschlagenheit (bis 5%). Statistisch signifikante Blutdrucksenkungen traten sowohl bei hypertensiven als auch bei normotensiven Patienten nach Einnahme von Terazosin auf.

4.2.8.6 Doxazosin

Doxazosin (Diblocin®) ähnelt in der Struktur den vorgenannten Substanzen Prazosin und Terazosin. Die Halbwertszeit beträgt 9–12 Stunden (maximal 22 Stunden), die maximale Plasmakonzentration wird 2–3 Stunden nach Einnahme erreicht. Bei der Verordnung dieses Langzeit-α1-Adrenozeptoren-Blockers wird eine einmalige tägliche Gabe empfohlen. Auch hier ist die Therapie einschleichend mit einer Dosierung von 1 mg pro Tag zu beginnen, die Vollwirkdo-

Tabelle 4-16. Randomisierte, plazebokontrollierte, doppelblinde Studien mit Doxazosin (stat. sign. = statistisch signifikant; p <0,05) mit Angaben zu BPH.bedingten wichtigen Symptom- bzw. Befund-Änderungen. (Nach Heimbach u. Müller 1997)

Autor	Jahr	Anzahl der Patienten (n)	Dosis [mg]	Behand-lungszeit [Wochen]	Zunahme des maximalen Harnflusses		Symptome			Restharn	
					[ml/s]	stat. sign.	Internatio-naler Score	Verbesse-rung [%]	stat. sign.	Abnahme [%]	stat. sign.
Christensen et al.	1990	100	4	29	1,0	Ja	–	–	Nein	–	–
Rollema et al.	1991	50	1–4	4	2,6–3,9	Ja	–	–	Nein	75,0	–
Christensen et al. Gillenwater	1993	100	4	9	1,6	Nein	–	–	Ja	–	Nein
u. Mobley	1933	100	8	6	2,9	Ja	IPSS	56,1	Ja	–	–
Janknegt u. Chapple	1993	456	1–16	4–29	1,2–3,9	Ja	Mod. Boyarsky	–	Teilweise Ja	11,8–43,5	–
Chapple et al.	1994	135	4	12	1,0	Nein	Mod. Boyarsky	–	Nein	–	Nein
Holme et al.	1994	100	4	29	1,7	Ja	–	–	Ja	–	Nein
Fawzy et al.	1995	100	2–8	16	2,9	Ja	Mod. IPSS	40	Ja	–	–
Gillenwater et al.	1995	216	2–12	16	2,3–3,6	Ja	Mod. Boyarsky	–	Ja	–	–
Kirby	1995	232	4	9–12	2–2,4	Ja	–	–	–	–	–

sis von Doxazosin beträgt in der Mehrzahl der Fälle 4 mg/d. Die Angaben zur Verbesserung des maximalen Harnflußes variieren von 1,0–3,9 ml/s (Tabelle 4-16). Ähnliches gilt für den Symptomenscore. Obwohl keine einheitlichen Bewertungsmaßstäbe zugrunde lagen, wiesen die meisten der vorgestellten Studien mit Doxazosin eine Verbesserung der Prostata-bedingten Symptome im Vergleich zu Plazebo auf. Senkungen des Blutdruckes wurden bei allen Studien beobachtet und betrafen etwa 44% der Fälle. Die Blutdrucksenkungen waren bei Hypertonikern ausgeprägter als bei Normotonikern. Auch hier wurden als weitere Nebenwirkungen am häufigsten Benommenheit, Kopfschmerzen und Müdigkeit genannt.

4.2.8.7 Tamsulosin

Tamsulosin (Alna®, Omnic®) ist ein stark wirksamer, kompetitiver und selektiver α1a-Adrenozeptorantagonist, während die vorher beschriebenen α1-Rezeptoren-Blocker diese Subtyp-Selektivität nicht aufweisen. Beachtet man nochmals die Tatsachen, daß die α1a-Adrenozeptoren überwiegend in der Prostata vorhanden sind und daß für Tamsulosin eine 12mal höhere Affinität zu den α1a-Adrenozeptoren der menschlichen Prostata als zu den α1-Adrenozeptoren der Aorta besteht, wird konsekutiv der therapeutische „Erfolg" mit dieser Medikation klar: Bei der hohen Selektivität dieses Rezeptoren-Blockers – bestätigt durch die bisherigen Studienergebnisse – lassen sich sowohl die gute Wirksamkeit dieser Substanz bei BPH-Beschwerden als auch die geringen vasodilatatorischen Nebenwirkungen erklären.

Bei diesem zukunftsweisenden Wirkstoff soll daher ausführlicher auf die einzelnen pharmakokinetischen Aspekte ebenso wie auf die Wirksamkeit, Ergebnisse und Nebenwirkungen eingegangen werden.

Pharmakokinetik von Tamsulosin

Tamsulosin ist ein Methoxybenzensulfonamid, welches sich in seiner Struktur von den anderen α1-Rezeptoren-Blockern wie beispielsweise Alfuzosin, Terazosin oder Doxazosin, die Quinazolin-

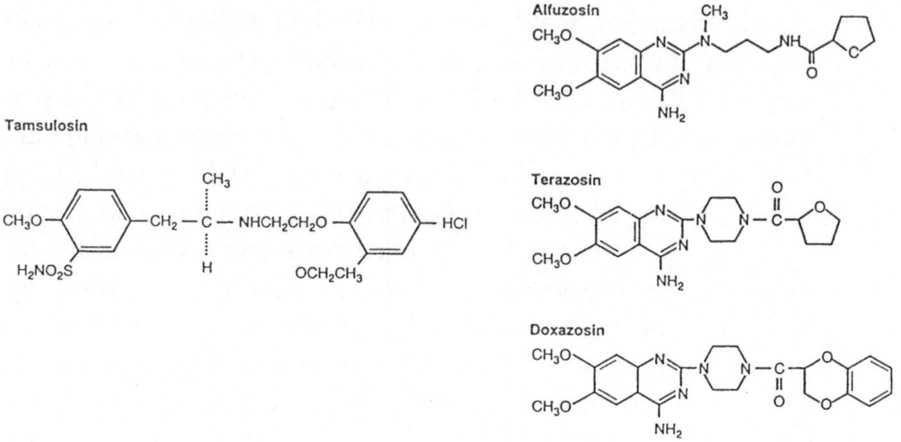

Alfuzosin

Tamsulosin

Terazosin

Doxazosin

Abb. 4-4. Chemische Struktur von Tamsulosin im Vergleich zu Alfuzosin, Terazosin und Doxazosin: Damit lassen sich auch einige unterschiedliche medikamentöse Interaktionen erklären (s. Text)

Derivate darstellen, unterscheidet (Abb. 4-4). Damit lassen sich die verschiedenen Medikamenten-Rezeptor-Interaktionen erklären.

Nach oraler Gabe wird der Wirkstoff langsam und nahezu vollständig resorbiert. Die maximale Plasmakonzentration wird in 5–6 Stunden erreicht. Die Bioverfügbarkeit beträgt annähernd 100%. Nahrungsaufnahme unmittelbar vor Einnahme der Substanz reduziert allerdings die Resorptionsrate um ca. 30%. Auch wird die Zeit bis zum Erreichen maximaler Spiegel in diesem Fall (nach Nahrungsaufnahme) um 6 Stunden verlängert.

Tamsulosin wird zu 99% an Plasmaproteine, in der Hauptsache an saure α1-Glykoproteine, gebunden.

Tamsulosin wird langsam in der Leber metabolisiert.

Tamsulosin und seine Metaboliten werden hauptsächlich über den Urin ausgeschieden. Die Eliminationshalbwertszeit beträgt bei älteren BPH-Patienten ca. 13 Stunden. Demzufolge werden bei regelmäßiger Einnahme Steady-state-Konzentrationen nach ca. 5 Tagen erreicht.

Pharmakokinetik bei Nieren- und Leberinsuffizienz
Bei Patienten mit Niereninsuffizienz, d. h. einer Kreatinin-Clearance zwischen 10 und 70 ml/min, ist eine Dosisanpassung nicht angezeigt. Bei schwereren Nierenfunktionsstörungen (Kreatinin-Clearance <10 ml/min) sollte Tamsulosin nicht angewandt werden, da diesbezüglich zum jetzigen Zeitpunkt keine Erfahrungen vorliegen.

Bei Patienten mit leichter bis mittelschwerer Leberinsuffizienz wurden pharmakokinetische Analysen mit Tamsulosin durchgeführt. Hier ergaben sich ebenfalls keine Unterschiede zur Kinetik von Leber-gesunden Personen, so daß eine Dosisanpassung nicht notwendig erscheint. Bei schwerer Leberinsuffizienz wird von der Einnahme der Substanz abgeraten, da auch hier noch keine verläßlichen Angaben vorliegen.

Bisherige klinische Erfahrungen mit Tamsulosin
Nach den bisherigen randomisierten, doppelblinden, plazebokontrollierten Studien wird bei einmaliger täglicher Gabe von 0,4 mg Tamsulosin eine deutliche Senkung des Symptomenscores um 35–40% erreicht (Tabelle 4-17). Schon nach einwöchiger Behandlung war die Besserung der Symptomatik im Vergleich zur Plazebogruppe statistisch signifikant. Auch wird in den meisten Fällen von einer signifikanten Zunahme des maximalen Harnflusses berichtet. Der Restharn wurde bei 3 von 4 Untersuchungen bestimmt und nahm immer signifikant ab (Heimbach u. Müller 1997).

Auch unter Langzeitbehandlung (bisherige Beobachtung von Heimbach: 108 Wochen) blieb die nach Tamsulosin rasch zu beobachtende Besserung von Symptomen und des maximalen Harnflusses bestehen.

Nebenwirkungen von Tamsulosin
Auch bei Tamsulosin traten die typischen Nebenwirkungen von α-Adrenozeptoren-Blockern auf, allerdings insgesamt sind sie seltener (Tabelle 4-18).

Am häufigsten wurden als Nebenwirkungen Schwindel und Ejakulationsstörungen (retrograde Ejakulation) genannt. Vergleicht man die Nebenwirkungen in der Verum- und der Plazebogruppe, so erkennt man, daß nur die Angaben zu Störungen der Sexualfunktion

Tabelle 4-17. Randomisierte, plazebokontrollierte, doppelblinde Studien mit Tamsulosin (stat. sign. = statistisch signifikant; p <0,05) mit Angaben zu BPH-bedingten wichtigen Symptom- bzw. Befund-Änderungen. (Nach Heimbach u. Müller 1997 und Ergänzungen von 1998)

Autor	Jahr	Anzahl der Patienten (n)	Dosis [mg]	Behand-lungszeit [Wochen]	Zunahme Symptome des maximalen Harnflusses					Restharn	
					[ml/s]	stat. sign.	Internatio-naler Score	Verbesse-rung [%]	stat. sign.	Abnahme [%]	stat. sign.
Kawabe et al.	1990	270	0,1–0,4	4	0,3–2,6	Nein	Boyarsky	–	Ja	23,5–41,3	Ja
Abrams et al.	1995	296	0,4	12	1,4	Ja	Boyarsky	35,5	Ja	20,7	Ja
Lepor et al.	1995	1488	0,4–0,8	13	1,8	Ja	IPSS	41,9–48,2	Ja	–	–
Chapple et al.	1996	575	0,4	12	1,6	Ja	Boyarsky	35	Ja	22,5	Ja
Michel et al.	1998	359	0,4	12	4,6	Ja	IPPS	65	Ja	47	Ja

Tabelle 4-18. Prozentualer Anteil von Patienten mit Nebenwirkungen, für die ein möglicher und wahrscheinlicher Zusammenhang mit der Medikation von Tamsulosin angenommen wird

Nebenwirkungen	Tamsulosin (% der Pat.) (n=381)	Plazebo (% der Pat.) (n=193)
Schwindel	3,4	3,1
Kopfschmerzen	2,1	2,1
Tachykardie	1,3	1,6
Orthostatische Dysregulation	–	0,5
Synkopen	0,3	0,5
Schwäche	1,0	1,0
Mundtrockenheit	0,8	–
Impotenz	0,5	1,6
Libidoverlust	0,8	–
Retrograde Ejakulation	4,5	0,5

deutlich unterschiedlich (häufiger nach Tamsulosin-Einnahme) waren. Insgesamt wird bei der Einnahme von Tamsulosin von Nebenwirkungsraten aufgrund möglicher oder wahrscheinlicher medikamentöser Zusammenhänge in Höhe von etwa 13% berichtet. Es erfolgte daraufhin bei 4,5% der untersuchten Patienten ein Abbruch der Medikation; bei 2,4% wurde von schweren Nebenwirkungen berichtet (Tabelle 4-19).

Durch Steigerung der Tagesdosis auf 0,8 mg konnte zwar eine Verbesserung des Symptomenscores auf 48% erzielt werden, allerdings waren signifikant höhere Raten an Nebenwirkungen (Schwindel, retrograde Ejakulation, Rhinitis) bei dieser Dosierung gegenüber der Plazebogruppe zu verzeichnen.

Blutdruckveränderungen waren sowohl bei Normotonikern als auch bei Hypertonikern, die wegen einer BPH mit Tamsulosin behandelt wurden (bei der üblichen täglichen Dosis im allgemeinen), nicht nachweisbar. Lediglich Chapple (1996) und Mitarbeiter beobachteten bei Normotonikern einen statistisch signifikanten Abfall des diastolischen Blutdrucks im Stehen, der jedoch klinisch als nicht relevant angesehen wurde. Insgesamt hat demnach die Einnahme

Tabelle 4-19. Allgemeine Nebenwirkungen und mögliche Konsequenzen nach Tamsulosin (nach einer europäischen plazebokontrollierten Phase III-Studie)

	Tamsulosin (n=381)	Plazebo (n=193)
Nebenwirkungen mit möglichem und wahrscheinlichem Zusammenhang mit der Medikation	50 (13 %)	24 (12 %)
Abbrüche wegen der Nebenwirkungen	18 (4,5 %)	7 (3,6 %)
Schwere Nebenwirkungen	9 (2,4 %)	7 (3,6 %)

von Tamsulosin im Vergleich zu Plazebo und im Gegensatz zu anderen $\alpha 1$-Rezeptoren-Blockern keinen klinisch signifikanten Einfluß auf die im Stehen und im Liegen gemessenen Blutdruckwerte.

Deutlich schwächer ausgeprägt – im Vergleich zu anderen $\alpha 1$-Rezeptoren-Blockern – sollen auch die Wechselwirkungen von Tamsulosin mit anderen Pharmaka sein (Tabelle 4-20) (Heimbach u. Müller 1997). Bei gleichzeitiger Einnahme von Tamsulosin und Antihypertensiva sollen keine relevanten Blutdrucksenkungen auftreten. Interaktionsstudien mit Cimetidin und Furosemid bei gesunden Probanden ergaben auch nicht die Notwendigkeit der Dosisanpassung bei gleichzeitiger Einnahme von Tamsulosin.

In vitro konnte gezeigt werden, daß Arzneistoffe mit hoher Plasmaeiweißbindung (Amitryptilin, Diazepam, Diclofenac, Glibenclamid, Propanolol, Trichlormethiazid und Warfarin) Tamsulosin nicht aus seiner Eiweißbindung verdrängen. Dies gilt auch für die umgekehrte Situation, d. h. Tamsulosin seinerseits verdrängt auch nicht die genannten Pharmaka aus der jeweiligen Plasmaproteinbindung.

4.2.9   Kombinationsbehandlung bei der BPH-Therapie

Zur Behandlung der BPH-bedingten Miktionsbeschwerden kann das gleichzeitige Verabreichen eines $\alpha 1$-Adrenozeptorantagonisten und eines Phytopharmakons oder eines 5α-Reduktasehemmers

Tabelle 4-20. Wechselwirkungen von Tamsulosin und anderen Medikamenten, die bei gleichzeitiger Einnahme von Tamsulosin keine Dosisanpassung benötigen

Substanzgruppe	Auswahl an internat. Frei- und Handelsnamen	
ACE-Hemmer	Enalapril	Pres®, Xanef®
Kalzium-Kanalblocker	Nifedipin	Adalat®, Corotrend®
Beta-Blocker	Propanolol	Dociton®, Indobloc®
Diuretika	Furosemid	Lasix®, Furorese®
H_2-Blocker	Cimetidin	Tagamet®, Ulcobloc®
Antiasthmatika	Salbutamol	Sultanol®

möglicherweise eine Verbesserung des therapeutischen Nutzens gegenüber der Monotherapie darstellen. Dies ist darauf zurückzuführen, daß die Substanzen meist einen unterschiedlichen Angriffspunkt aufweisen und damit additive Effekte resultieren können. Randomisierte, plazebokontrollierte Doppelblind-Studien mit dem 5α-Reduktasehemmer Finasterid und einem α_1-Rezeptoren-Blokker werden gegenwärtig durchgeführt. Aktuell ist allerdings die Bewertung einer solchen Kombinationsbehandlung noch nicht möglich; die Ergebnisse der Studien bleiben abzuwarten. Einzelne Daten zu den möglichen Nebenwirkungen bzw. deren Häufigkeiten bei der Behandlung mit einem α_1-Rezeptoren-Blocker (Terazosin), dem Finasterid bzw. einer Kombinationsbehandlung von beiden liegen bereits vor (Tabelle 4-21) (Lepor 1998).

4.2.10 Weiterführende Literatur

Abrams P, Speakman M, Stott M, Arkell D, Pocock R (1997) A dose-ranging study of the efficacy and safety of Tamsulosin, the first prostate-selective α_{1A}-adrenoceptor antagonist, in patients with benign prostatic obstruction (symptomatic benign prostatic hyperplasia). Br J Urol 80:587–596

Buzelin JM, Fonteyne E, Konttur M, Witjes WPJ, Khan A (1997) Comparison of Tamsulosin with Alfuzosin in the treatment of patients with lower urinary tract symptoms suggestive of bladder outlet obstruction (symptomatic benign prostatic hyperplasia). Br J Urol 80:597–605

Caine M, Pfau A, Perlberg S (1976) The use of α-adrenergic blockers in benign prostatic obstruction. Br J Urol 138:979–983

Tabelle 4-21. Prozentualer Anteil von Patienten mit Nebenwirkungen, für die ein möglicher und wahrscheinlicher Zusammenhang mit der Medikation von Terazosin, Finasterid und Kombination von beiden im Vergleich zu Plazebogaben angenommen wird

Nebenwirkungen	Terazosin (% d. Pat.) (n=305)	Finasterid (% d. Pat.) (n=310)	Kombination (% d. Pat.) (n=309)	Plazebo (% d. Pat.) (n=305)
Schwindel	26	8	21	7
Schwäche	14	7	14	7
Synkopen	1	1	2	0
Impotenz	6	9	9	5
Libidoverlust	3	5	5	1
Retrograde Ejakulation	1	2	7	1
Hypotension	8	2	9	1

Caine M, Perlberg S, Shapiro A (1981) Phenoxybenzamine for benign prostatic obstruction. Urology 17:542–546

Chapple CR, Christmas TJ, Milroy EJG (1990) A twelve week placebo controlled study of Prazosin in the treatment of prostatic obstruction. Urol Int 45:47–55

Chapple CR, Wyndaele JJ, Nordling J, Boeminghaus F, Ypma A, Abrams P (1996) Tamsulosin, the first prostate-selective α1a-adrenoceptor antagonist. Eur Urol 29:155–167

Fleig, PW, Thüroff JW (1997) Medikamentöse Therapie der benignen Prostatahyperplasie. Akt Urol 28:133–143

Heimbach D, Müller SC (1997) Die Behandlung der BPH mit α1-Adrenozeptorantagonisten. Urologe A 36 (1):18–34

Höfner K (1998) Wirksamkeit und Sicherheit von Alfuzosin SR bei der BPH. Urologe A 38:452–457

Kirby RS (1998) Clinical uroselectivity of Alfuzosin in the treatment of benign prostatic hyperplasia. Eur Urol 33 (Suppl 2):19–27

Langer SZ (1998) Nomenclature and state of the art on α1-adrenoceptors. Eur Urol 33 (Suppl 2):2–6

Lepor H (1998) Natural history, evaluation and non-surgical management of benign prostatic hyperplasia. In: Campbell's Urology. Walsh PC, Retik AB, Vaughan ED, Wein AJ (Hrsg.) W.B. Saunders Company Philadelphia, pp 1453–1477

Lukacs B, Grange JC, McCarthy C, Comer D (1998) Clinical uroselectivity: A 3-year follow-up in general practice. Eur Urol 33 (Suppl 2):28–33

Michel MC, Mehlburger L, Bressel HU , Schumacher H, Schäfers RF, Goepel M (1998) Tamsulosin treatment for 19.365 patients with low urinary tract symptoms: does co-morbidity alter tolerability. J Urol 160:784–791

Roerborn CG, Oesterling JE, Auerbach S, Kaplan A, Lloyd K, Milam DF, Padley RJ (1996) The hytrine community assessment trial study: A one-year study of Terazosin versus placebo in the treatment of men with symptomatic benign prostatic hyperplasia. Urology 47:159–168

4.3   Hormonelle Therapie

4.3.1   Grundlagen

4.3.1.1 Historische Aspekte

Die Tatsache, daß das Wachstum der Prostata dem Einfluß von Hormonen unterliegt, ist seit langem bekannt. Bereits vor der Jahrhundertwende war zumindest in Grundzügen das Wissen und die Bedeutung der Hoden für die Ausbildung der Prostatavergrößerung vorhanden, wenn auch der genaue Mechanismus nicht klar war. Ebenso war bekannt, daß vor der Pubertät kastrierte Männer keine benigne Prostatahyperplasie entwickeln.

1940 veröffentlichten Huggins und Stevens einen Überblick über den Einfluß der Hormone bzw. die Bedeutung der Kastration auf die Prostata. Sie kamen zu dem Schluß, daß eine Kastration des Mannes das Prostatavolumen verringert und zu einer Epithelatrophie des Drüsengewebes führt. Mit verschiedenen experimentellen und klinischen Untersuchungen wurde in den folgenden Jahren bis Jahrzehnten der Einfluß von weiteren Hormonen auf das Prostatawachstum und deren Eignung zur Therapie der Prostatahyperplasie getestet.

4.3.1.2 Pathophysiologische und pharmakologische Aspekte bei der hormonellen BPH-Entwicklung und -Therapie

Aus den prinzipiellen Erkenntissen zur hormonellen Beeinflussung der BPH konnten auch die unter 1.2 beschriebenen drei Hypothesen für die Entstehung dieser Erkrankung entwickelt werden, nämlich die

- Dihydrotestosteron-Hypothese, d. h. Testosteron wird durch die 5α-Reduktase zu Dihydrotestosteron (DHT) umgewandelt. DHT ist das wichtigste Androgen der männlichen Zielorgane und stimuliert das Wachstum besonders der Prostata-Epithelzellen.

- Östrogen-Hypothese (mit gleichfalls verstärkter [stromaler] Proliferation der Prostata
- Epithel-Stroma-Interaktion (s. Kap. 1.2.2).

Durch die Kenntnisse der möglichen, aber keineswegs in allen Punkten bewiesenen pathologischen Mechanismen und durch die moderne Arzneimittelforschung konnten neue hormonell wirksame Pharmaka zur Marktreife entwickelt werden, weitere sind in Zukunft zu erwarten.

Von größter Bedeutung ist in diesem Zusammenhang, daß nicht nur die Epithelzellen der Prostata-Drüse, sondern auch das Stützgewebe (Stroma) der hormonellen Kontrolle unterliegen. Besonderes klinisches Interesse kommt zwei Enzymkomplexen zu: im wesentlichen der 5α-Reduktase und (bis vor wenigen Jahren) der Aromatase.

4.3.1.3 Hormoneller Feedback-Mechanismus und dessen Beeinflussung

Beim hormonellen Feedback-Mechanismus ist bekannt, daß vom Hypothalamus über die Hypophyse die peripheren Hormone gesteuert werden und daß so jegliches Zielorgan (hier: Prostata) hormonell beeinflußt werden kann (Jocham u. Miller 1994). Im Detail bedeutet dies: Hypothalamische Neurone sezernieren das Gonadotropin-Releasing (GnR)-Hormon. Über die Portalgefäße der Hypophyse gelangt dieses in den Hypophysenvorderlappen und stimuliert die Freisetzung des Luteinisierungshormons (LH), des follikelstimulierenden Hormons (FSH) und des adrenokortikotropen Hormons (ACTH). LH wiederum veranlaßt die Hodenzwischenzellen (Leydigschen Zellen) zur Bildung von Testosteron (weitere Details s. Kap. 1.2).

Ziel ist bei der hormonellen Behandlung der Prostatahyperplasie, den Hormoneinfluß am peripheren Organ, d. h. an der Prostata zu blockieren (Abb. 4-5). Dabei kann der Regelkreislauf auf den verschiedenen Ebenen (Hypothalamus, Hypophyse, Hoden), ebenso aber auch am peripheren „Erfolgsorgan" der Prostata selbst beeinflußt werden. Auch durch Eingriffe am Feedback-Mechanismus kann sekundär die Reduktion der Testosteronkonzentration erreicht

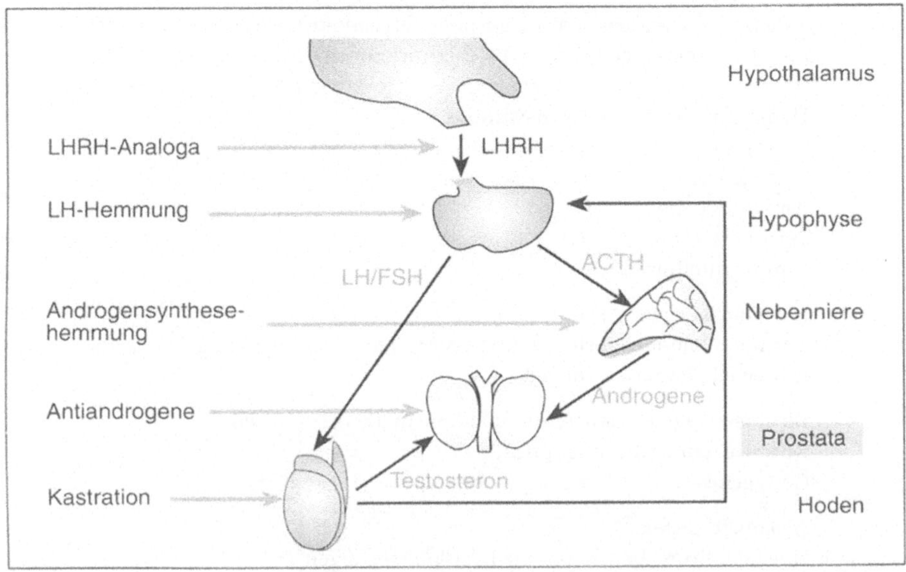

Abb. 4-5. Rückgekoppeltes Regelsystem und therapeutische Optionen: wesentliche Bedeutung haben in dem hier vorgestellten Regelkreislauf die männlichen Hormone; Testosteron als das wichtigste wird in den Hoden produziert; weitere Androgene stammen auch aus den Nebennieren. Gesteuert wird diese Hormon-Produktion von übergeordneten Zentren (Hypothalamus und Hypophyse). Die peripheren Hormone ihrerseits greifen wiederum regulierend und rückwirkend auf den höheren Ebenen ein. Umgekehrt kann damit auch auf den verschiedenen Ebenen der Regelkreislauf gestört werden (linke Hälfte der Abbildung); dies sind die Angriffspunkte, die bei der medikamentösen Therapie genutzt werden. (Aus Jocham u. Miller 1994)

werden, indem die hypothalamischen oder hypophysären Hormone vermindert ausgeschüttet werden (Tabelle 4-22).

Eine Möglichkeit dieser hormonellen BPH-Therapie besteht in der Verordnung von LHRH-Agonisten, z. B. von Buserelin (Suprecur®) oder Goserelin (Zoladex®), welche über die Down-Regulation des Gonadotropin-Releasinghormons zu einer verminderter LH-Ausschüttung und damit zu einer Abnahme der Testosteronproduktion im Hoden führen. Diese Medikation wird allerdings für BPH-Patienten schon alleine wegen der hohen Nebenwirkungsraten nicht favorisiert und hat nur einen Stellenwert bei der Behandlung von Prostatakarzinom-Patienten.

Tabelle 4-22. Medikamentöse hormonelle (endokrin wirksame) BPH-Behandlung: mögliche Therapieansätze und Nebenwirkungen. (Nach Jocham u. Miller 1994)

Hemmung der Testosteronsynthese:
Östrogene,
Gestagene,
Antiandrogene,
Spironolactone,
Aminoglutethimid.

Nebenwirkungen:
Thromboembolien, Leberfunktionsstörungen, Feminisierung, Übelkeit, Erbrechen, Potenzstörungen.

Blockierung der Testosteronaufnahme in die Prostatazelle:
Antiprolactine (Bromocriptin),
Gestagene.

Nebenwirkungen:
Übelkeit, Erbrechen, hypotone Kreislaufstörungen.

Blockierung der Testosteronumwandlung in Dihydrotestosteron:
Gestagene,
5α-Reduktasehemmer (Finasterid).

Nebenwirkungen:
Impotenz, Hypertonie, S. Kap. 4.3.2.8

Blockierung der Dihydrotestosteron-Rezeptorbindung und damit der Eiweißsynthese:
Antiandrogene (Cyproteronacetat).

Nebenwirkungen:
Impotenz, Leberfunktionsstörungen.

Erhöhung des Blasentonus:
Androgene (obsolet infolge der möglichen Stimulierung eines latenten Prostatakarzinoms).

Blockierung der Testosteronumwandlung in Östrogene:
Aromatasehemmer (Atamestan).

Wählt man einen anderen Angriffsort innerhalb dieses Regelkreislaufes, nämlich die kompetitive Verdrängung von DHT durch ein appliziertes Antiandrogen, welches DHT von dem prostatischen Androgen-Rezeptor verdrängt, wird eine ähnliche Beeinflussung (Reduktion) des BPH-Wachstums angestrebt. Ein solches Antiandrogen stellt beispielsweise Cyproteronacetat (Androcur®) dar (Jocham u. Miller 1994). Bei der BPH-Therapie mit den „alt bekannten" Antiandrogenen kommt es allerdings in realiter nur zu einer geringfügigen Abnahme des Prostatavolumens. Die Verbesserungen des Harnflusses sind nicht überzeugend, so daß diese Behandlung bei BPH-Patienten mit Miktionsstörungen wieder verlassen wurde. Besonders nachteilig sind zudem die negativen Effekte nach einer „chemischen Kastration", insbesondere die erektile Dysfunktion (im allgemeinen Sprachgebrauch Impotenz genannt), ebenso wie weitere mögliche Nebenwirkungen: Libidoverlust, Hitzewallungen, Osteoporose, Gynäkomastie. Diese erheblichen Nebenwirkungen und bessere therapeutische Alternativen haben dazugeführt, daß die Anwendungen von GnRH-Analoga und Androgen-Rezeptor-Antagonisten für diese Indikation mittlerweile gänzlich verlassen wurden.

Bei der hormonellen Behandlung sind alternativ aus pharmakologischer Sicht zwei Gruppen zu unterscheiden: die 5α-Reduktasehemmer und die Aromatasehemmer, die über einen unterschiedlichen Wirkmechanismus das BPH-Wachstum beeinflussen (Abb. 4-6).

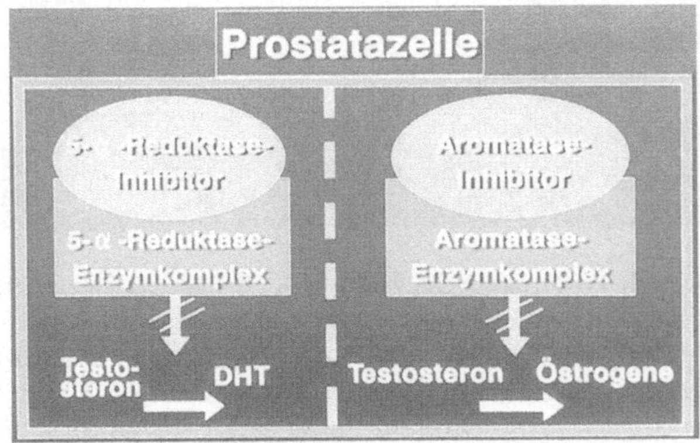

Abb. 4-6. Wirkmechanismen der hormonellen Medikamente bei BPH: Einfluß der 5α-Reduktase- beziehungsweise Aromatase-Hemmer auf den Testosteron- bzw. Östrogenstoffwechsel der Prostata. DHT=Dihydrotestosteron; schematische Darstellung des Wirkprinzips. (Aus Zwergel 1993)

4.3.2 5α-Reduktasehemmer

4.3.2.1 Wirkungen und Wirkmechanismus

Um den Wirkmechanismus des 5α-Reduktasehemmers Finasterid zu verstehen, muß die Bedeutung des Dihydrotestosterons (DHT) dem Leser klar sein. Testosteron selbst stellt für die genitalen Zielorgane nur ein Prohormon dar. Es liegt in freier und (an Proteine) gebundener Form vor (Abb. 4-7). Das freie Testosteron gelangt in die Zelle. Dort wird es durch die 5α-Reduktase zu dem eigentlich wirksamen DHT umgewandelt (Dihydrotestosteron ist 5–10mal wirksamer als Testosteron). Die prostatischen Androgene bestehen zu 90% aus DHT. Im Zytosol der Prostatazelle bindet Dihydrotesto-

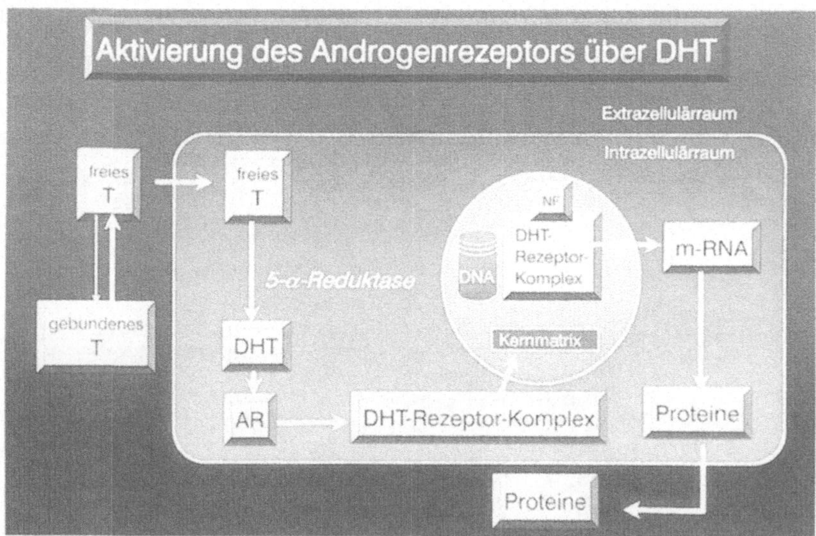

Abb. 4-7. Wirkungsmechanismus des 5α-Reduktasehemmers Finasterid in der Prostatazelle: Testosteron selbst stellt in der Prostata nur ein Prohormon dar. Es wird durch die 5α-Reduktase zu dem eigentlich wirksamen Dihydrotestosteron (DHT) umgewandelt. Im Zytosol der Prostatazelle bindet Dihydrotestosteron (ebenso auch Testosteron – hier nicht dargestellt) an einen hochaffinen Rezeptor und bildet den zytoplasmatischen DHT-Rezeptor. Dieser Rezeptor-Komplex gelangt in den Zellkern (=Nucleus) und bindet an die Desoxyribonukleinsäure (DNA), so daß die Transkription androgenabhängiger Gene aktiviert wird und induziert damit Zellwachstum. Mit Finasterid wird die 5α-Reduktase kompetitiv gehemmt (näheres s. Text). (Aus Zwergel 1999)

steron (und auch Testosteron, allerdings mit untergeordneter Bedeutung) an einen hochaffinen Rezeptor (Androgen-Rezeptor=AR) und bildet einen Steroid (AR)-Rezeptor-Komplex. Dieser Komplex gelangt in den Zellkern (=Nucleus) und bindet an die Desoxyribonukleinsäure (DNA), so daß die Transkription androgenabhängiger Gene aktiviert wird. Dies führt zur Proteinsynthese und damit zum Zellwachstum.

Will man den Einfluß des Dihydrotestosterons auf das Prostatawachstum vermindern bzw. unterbinden, muß die Wirkung des DHT am Zielorgan reduziert bzw. am besten eliminiert werden. Um dies zu erreichen, wird die 5α-Reduktase durch einen 5α-Reduktasehemmer (Inhibitor) kompetitiv gehemmt. Die DHT-Produktion und damit die intraprostatische Konzentration werden auf diese Weise vermindert. Daher ist folgender Wirkmechanismus anzunehmen: Das Drüsenepithelwachstum in der Prostata wird reduziert, zumindest ist eine Volumenreduktion der peripheren und periurethralen Drüsen des Organs beschrieben. Nimmt das Prostatavolumen und konsekutiv die subvesikale Obstruktion ab, lassen sich Besserungen der Miktionsbeschwerden (durch Abnahme besonders der obstruktiven BPH-Komponente) erklären. Der Haupteffekt dieses Pharmakons liegt also in der Verringerung des Prostatavolumens, welches in realiter etwa 20–30% beträgt (Sökeland 1995, Zwergel 1999).

Obgleich 5α-Reduktasehemmer auch Antiandrogene sind, unterscheiden sie sich von den oben beschriebenen Androgen-Rezeptorantagonisten (Cyproteronacetat; s. Tabelle 4-22) wesentlich hinsichtlich ihrer pharmakodynamischen Eigenschaften. Bei 5α-Reduktasehemmern bleibt die Testosteronkonzentration im Serum erhalten. Es wird selektiv nur der intraprostatische Dihydrotestosteron-Spiegel gesenkt. Weitere durch Testosteron vermittelte Funktionen (speziell die Sexualfunktionen) werden aufgrund der selektiven Wirkungen der 5α-Reduktaseblockade praktisch nicht beeinträchtigt. Das bedeutet, daß die Patienten keine oder zumindest wesentlich weniger Störungen der Sexualfunktion erwarten müssen. Spezifische 5α-Reduktasehemmer, also solche mit noch selektiverer Hemmung des prostatischen Isoenzyms, könnten in Zukunft eine noch besser verträgliche Anwendung ermöglichen.

Kritisch muß allerdings angemerkt werden, daß

1. die prostatische DHT-Erhöhung bei BPH-Patienten bislang nicht schlüssig bewiesen ist, da zumindest die Serum-Testosteron-Konzentrationen im Alter sinken sollen und daß

2. die Analysenergebnisse und damit auch der Vergleich des DHT-Gehalts in normalen und hyperplastischen Prostatae wesentlich von den experimentellen Bedingungen bestimmt werden und starken Variationen unterliegen.

3. Darüber hinaus ist zu beachten, daß trotz seiner wahrscheinlichen pathogenetischen Bedeutung Dihydrotestosteron nicht alleiniger, vielleicht nicht einmal maßgeblicher Induktor der benignen Prostatahyperplasie ist. So ist bekannt, daß es eine Reihe weiterer Einflußfaktoren bei der BPH-Entwicklung gibt, die aber noch in erheblichem Umfang unverstanden sind (s. Tabelle 1-1) (Zwergel 1999). Die Bedeutung verschiedener Hormone bei der Ätiopathogenese der BPH erscheint zumindest gesichert. Und entscheidend für die Entstehung einer benignen Prostatahyperplasie ist, daß die Proliferation der Prostata-Epithel- und Stromazellen an das Vorhandensein von Androgenen (im wesentlichen Testosteron) gebunden ist. Weitere Einflüsse anderer Hormone werden gleichfalls angenommen. Ebenfalls sei nochmals erwähnt, daß andere – so auch – molekulare Mechanismen zusätzlich die Entstehung und Entwicklung der BPH fördern bzw. inhibieren können (s. Tabelle 1-1). Wenngleich die „exogenen und endogenen" Faktoren durch verschiedene Untersuchungen und Studien analysiert wurden und ihnen wahrscheinlich auch eine wichtige Rolle beim BPH-Wachstum zukommt, so ist doch ihre Bedeutung im einzelnen nicht bekannt und dürfte zumindest in einigen Teilen überschätzt werden.

Zusammenfassend ist festzustellen: das Wachstum der Prostata wird multifaktoriell beeinflußt. Die Mechanismen der Proliferation bzw. der Proliferationskontrolle bei der Entwicklung der benignen Prostatatahyperplasie sind auf weiten Strecken noch nicht geklärt.

Betrachtet man den umgekehrten gedanklichen Ansatz der Hormoninhibition, dann wird sofort deutlich, daß die künftige Therapie auch nicht allein auf die Hemmung eines Steroidhormons setzen kann und darf.

4.3.2.2 Chemische Struktur und Wirkung von Finasterid

Derzeit zur BPH-Behandlung zugelassen als 5α-Reduktasehemmer ist Finasterid (Handelsname: Proscar®) (Abb. 4-8), ein synthetisches 4-Azasteroid, welches von seiner Struktur sowohl dem Testo-

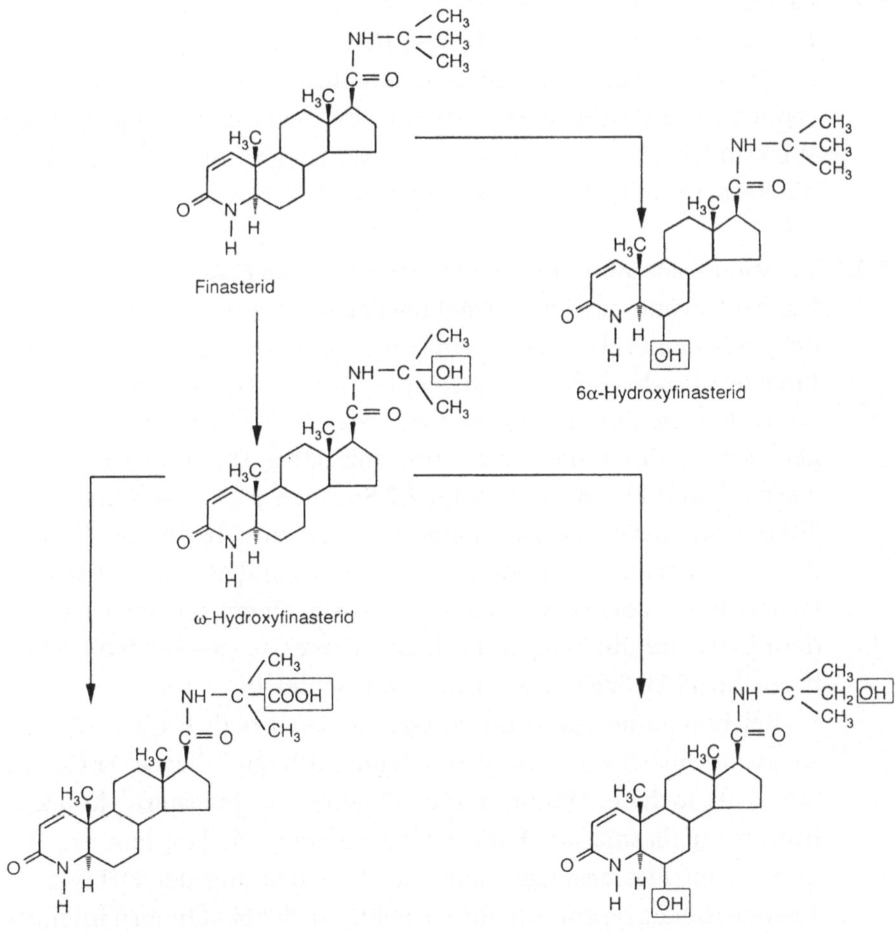

Finasterid

6α-Hydroxyfinasterid

ω-Hydroxyfinasterid

Finasterid-ω-Carbonsäure

ω,6α-Dihydroxyfinasterid

Abb. 4-8. Metabolisierung von Finasterid: Chemische Strukturformel von Finasterid und einigen im Plasma vorhandenen Metaboliten

steron als auch dem Dihydrotestosteron ähnelt. Durch die Substanz wird das Isoenzym 2 der 5α-Reduktase gehemmt, welches die dominante intraprostatische Form darstellt.

Finasterid senkt selektiv den intraprostatischen Dihydrotestosteron-Spiegel. Laborchemisch läßt sich auch nachweisen, daß mit Finasterid der Plasma- und Urinspiegel von DHT und seinen Metaboliten gesenkt wird. Die Testosteronkonzentrationen im Serum bleiben dagegen unverändert.

4.3.2.3 Resorption und Bioverfügbarkeit von Finasterid

1–2 Stunden nach oraler Gabe von 40 mg Finasterid wird bei gesunden Probanden die maximale Plasmakonzentration (314 ±99 ng/ml) erreicht. Die Bioverfügbarkeit von Finasterid beträgt bei 1–5 mg Wirkstoff, oral eingenommen, 80%. Nahrungsaufnahme beeinflußt die Resorption nicht (Peters u. Sorkin 1993).

4.3.2.4 Verteilung, Metabolismus und Elimination von Finasterid

Nach intravenöser Gabe beträgt die Plasmaclearance von Finasterid bei gesunden Probanden 165 ml/min. Im Plasma treten neben dem Finasterid mehrere Metaboliten auf (s. Abb. 4-8). Die Hemmung der 5α-Reduktase durch die genannten Metaboliten ist dabei deutlich geringer als durch die Muttersubstanz selbst. Die terminale Halbwertszeit von Finasterid beträgt 4,7 Stunden ±1,7 (etwas höher bei älteren Männern), die der Metaboliten ist zum Teil höher (ω-Hydroxyfinasterid: 8,4 Stunden). Zwischen 40 und 60% des Wirkstoffes werden in Form der Abbauprodukte zu einem geringen Teil mit dem Urin und überwiegend mit den Faeces ausgeschieden (Peters u. Sorkin 1993; Schäfer-Korting u. Mutschler 1995).

Bei Einnahme von 5 mg Finasterid 1mal täglich über 17 Tage steigt sowohl bei Versuchspersonen im mittleren Lebensalter (45–60 Jahre) als auch bei Männern über 70 Jahren die Finasterid-Konzentration im Plasma am Ende des Dosisintervalls langsam an. Die maximalen Plasmaspiegel und die Beeinflussung der DHT- bzw. Testosteronkonzentration unterscheiden sich bei Männern im mittleren und hohen Alter nicht. Da auch Nebenwirkungen nicht vermehrt auftreten, ist eine Dosisreduktion bei Männern im höheren Lebensalter nicht notwendig.

4.3.2.5 Pharmakokinetik von Finasterid bei Niereninsuffizienz

Während eine eingeschränkte Nierenfunktion die Elimination von Finasterid nicht wesentlich beeinträchtigt, ist die renale Ausscheidung der Metaboliten verzögert. Es kommt dadurch zu einem Anstieg der Plasmakonzentrationen dieser Metaboliten, zudem wird ein höherer Teil der Substanzen mit dem Stuhl ausgeschieden (Peters u. Sorkin 1993; Schäfer-Korting u. Mutschler 1995).

4.3.2.6 Ergebnisse und Erfahrungen mit Finasterid

Die Wirksamkeit von Finasterid wurde in den letzten 10 Jahren in mehreren Phase II- bzw. Phase III-Studien getestet. Im Vordergrund steht die Beeinflussung der obstruktiven Miktionsbeschwerden (s. Tabelle 2-1). Aber auch die irritativen Symptome werden beeinflußt.

Die initialen plazebokontrollierten Studien mit randomisierter Zuteilung der Behandlung zu den Behandlungsgruppen zeigten, daß die Gabe von 1 bzw. 5 mg Finasterid innerhalb von 12 Monaten zu einer mittleren Reduktion des Prostatavolumens von 15–22% führte. Die Rückbildung der Prostata wurde erstmals nach einer Behandlungsdauer von 12 Wochen erkennbar, der maximale Effekt erst nach einer Behandlungsdauer von mindestens 6 Monaten erreicht. Die Volumenabnahme erfolgte unabhängig vom Ausgangsvolumen der Prostata sowie dem Schweregrad der Symptomatik und war bei den beiden geprüften Dosierungen gleich stark ausgeprägt. Besonders erwähnenswert ist die Tatsache, daß eine Prostataverkleinerung um mindestens 20% bei etwa 50% der Patienten unter Finasterid-Medikation, aber auch bei 25% der Patienten in der Plazebogruppe eintrat. Auch PSA, das mit dem Prostatavolumen korreliert, nahm unter 1 bzw. 5 mg Finasterid im gleichen Umfang ab. Eine Abnahme der Symptomenscore-Werte war in der Plazebogruppe geringer als bei den Verum-Patienten. Der maximale Harnfluß nahm bei beiden Finasterid-Dosierungen gleichermaßen bei 30% der Patienten um mindestens 3 ml/s zu. In der Plazebogruppe trat ein solcher Anstieg des Harnflusses lediglich bei 20% der Patienten auf (Schäfer-Korting u. Mutschler 1995).

Nach neuen Zusammenstellungen von Studienergebnissen können signifikante Änderungen des Prostatavolumens unter Therapie mit Finasterid im Vergleich zu einem Plazebopräparat erzielt werden

Tabelle 4-23. Änderungen des Prostatavolumens unter der Therapie mit Finasterid. Δ: Änderungen. (Nach Wirth et al. 1997 und Ergänzungen von 1998)

Autor	Jahr	Zeit [Monate]	Anzahl der Patienten [n]	Dosis [mg]	Plazebo [Δ in cm^3]	Finasterid [Δ in cm^3]
Finasteride Study Group	1993	12	750	5	−2,3	−10,5
Tempany et al.[a]	1993	12	20	5	+1,1	−11,6
Andersen et al.	1995	24	707	5	+11,5	−19,2
Tammela et al.	1995	6	36	5	−2	−15
Tewari et al.[b]	1995	12	23	5	−	−3,2
Marberger et al.	1998	24	2902	5	+8,9	−15,3

[a]Volumenbestimmung an kleiner Fallzahl mittels Kernspintomographie
[b]Zusammengefaßt: Responder (61 %):-6,2 cm^3 und Nonresponder (39 %): +1,6 cm^3

(Tabelle 4-23) (Andersen et al. 1995; Wirth et al. 1997). Die Abnahme des Prostatavolumens beträgt dabei zwischen 20 und 30%, der Effekt tritt langsam ein. Der Patient ebenso wie Arzt und Apotheker müssen um diese Latenzen bis zum Eintritt der Volumenreduktion wissen. Außerdem muß einschränkend gesagt werden, daß das Ausmaß einer Blasenentleerungsstörung (z. B. die Ausprägung der Miktionsbeschwerden oder die Höhe des Restharnes) nicht zwangsläufig mit dem Prostatavolumen korreliert (s. Kap. 1.3). Daraus läßt sich ableiten, daß das Volumen der Prostata nur bedingt und sicher nicht allein für die Beurteilung der Wirksamkeit eines 5α-Reduktasehemmers herangezogen werden kann. Zu berücksichtigen ist ferner, daß Volumenbestimmungen von subjektiven Faktoren erheblich beeinflußt werden.

Betrachtet man die Daten der Studien, bessern sich unter Finasterid die Symptome der BPH, insbesondere die obstruktiven Symptome, aber auch der verstärkte (imperative) Harndrang oder eine Pollakisurie (d. h. die irritativen Symptome). Die Daten sind im Einzelnen der Tabelle 4-24 zu entnehmen.

Der maximale Harnfluß ändert sich nach Gabe von Finasterid nur wenig (zwischen 1,4 und 3,9 ml/s) (Tabelle 4-25) (Geller 1995; McConnel et al. 1998). Tammela und Kotturi (1995) fanden dagegen bei ihren Ergebnissen sogar keine signifikanten Unterschiede bezüg-

Tabelle 4-24. Änderungen des Symptomenscores unter der Therapie mit Finasterid. Δ: Änderungen (Nach Wirth et al. 1997 und Ergänzugungen von 1998)

Autor	Jahr	Zeit [Monate]	Anzahl der Patienten [n]	Dosis [mg]	Plazebo [Δ in Units]	Finasterid [Δ in Units]
Finasteride Study Group	1993	12	750	5	–1,9	–3,3
Tempany et al.	1993	12	20	5	+0,2	–2,0
Andersen et al.	1995	24	707	5	–	–2,5
Tewari et al.[a]	1995	12	23	5	–	–3,2
McConnell et al.	1998	48	2549	5	–1,3	–3,3

[a]Zusammengefaßt: Responder (61 %) und Nonresponder (39 %)

Tabelle 4-25. Änderungen des maximalen Harnflusses unter der Therapie mit Finasterid.Δ: Änderungen (Nach Wirth et al. 1997 und Ergänzungen von 1998)

Autor	Jahr	Zeit [Monate]	Anzahl der Patienten [n]	Dosis [mg]	Plazebo [Δ in ml/s]	Finasterid [Δ in ml/s]
Finasteride Study Group	1993	12	750	5	+0,4	+1,4
Andersen et al.	1995	24	707	5	–0,3	+1,5
Geller[a]	1995	60	18	5	–	+2,1
Tammela et al.	1995	6	36	5	+0,2	+1,9
Tammela et al.	1995	54	36	5	–	+3,7
Tewari et al.[b]	1995	12	23	5	–	+3,2
Marberger et al.	1998	24	2902	5	+0,7	+1,5

[a]Baseline in dieser Studie 12 Monate nach Therapiebeginn, Ausgangswert wegen Wechsel der Uroflowmeßmethode nicht in Auswertung einbeziehbar
[b]Zusammengefaßt: Responder (61 %): +4,4 ml/s und Nonresponder (39 %): +1,3 ml/s

lich maximaler Harnflußrate und Restharn, vergleicht man die Verum- und Plazebo-Gruppe. Die Erfahrungswerte mit der Finasteridbehandlung an Hand eines großen Kollektivs von über 700 Patienten sind der Tabelle 4-26 zu entnehmen (Andersen et al. 1995). Mit Ausnahme von deutlichen Veränderungen des Prostatavolumens

Tabelle 4-26. BPH-Symtomatik: Mittlere Veränderungen vom Ausgangswert nach 2 Jahren Therapie mit Finasterid oder Plazebo (n=707). (Nach Wirth et al. 1997)

Parameter	Finasteridgruppe	Plazebogruppe
Symptomscore gesamt	–2,0	+0,2
Obstruktiver Symptomscore	–1,5	–0,2
Maximaler Harnfluß [ml/s]	+1,5	–0,3
Mittlerer Harnfluß [ml/s]	+0,6	–0,3
Prostatavolumen [cm^3]	–19,2	+11,5
PSA-Wert [%]	–52	+6

bzw. der PSA-Werte unterscheiden sich hier die weiteren üblichen Parameter (wie maximaler Harnfluß) nicht signifikant (p <0,05) voneinander, betrachtet man die Verum- und Plazebo-Gruppe.

Wurden Befundänderungen überhaupt festgestellt, sei nochmals darauf hingewiesen, daß dieser Effekt der Befundbesserungen erst nach längerer Zeit eintritt. So war beispielsweise der Parameter des maximalen Harnflusses erst 7 Monate nach Behandlungsbeginn statistisch signifikant verändert (Wirth et al. 1997). Die lange Latenz ist auch einer der wesentlichen Kritikpunkte dieser Medikation im Vergleich zur Therapie mit anderen Medikamenten. Patienten dürften oftmals nicht den Sinn des (langen) Abwartens auf einen Therapieerfolg verstehen und auch nicht die Geduld haben, solange auf den Medikamenten-Wirkungseintritt zu warten und sich eventuell über Monate mit ihren Beschwerden weiter zu „quälen". Unter der Medikation von 5α-Reduktasehemmern wird ein Abfall des Serum-PSA-Wertes beobachtet. Dieser beträgt nach etwa 12 Monaten bis zu 48% des Ausgangswertes (Wirth et al. 1997). Das bringt folgende wichtige Implikationen mit sich: Auch bei Patienten, die während einer Finasterid-Behandlung an einem Prostatakarzinom erkranken, fällt medikamentös bedingt der PSA-Wert. Ein Tumor bedingter PSA-Anstieg kann daher kachiert werden oder sogar gänzlich ausbleiben (s. Kap. 2.4.4.3). Bei einem Anstieg des Serum-PSAs während einer Finasterid-Therapie ist in besonderem Maße immer an ein Prostatakarzinom zu denken.

4.3.2.7 Interaktionen von Finasterid mit anderen Medikamenten

Bevorzugte Zielgruppen für die Behandlung mit einem 5α-Reduktasehemmer sind Männer im höheren Alter, die teilweise zusätzlich an nicht-urologischen Erkrankungen leiden. Daher sind Interaktionen verschiedener Pharmaka, die häufig in dieser Altersgruppe eingesetzt werden, bei gleichzeitiger Finasterid-Einnahme von Interesse. Gezeigt werden konnte, daß Finasterid die Pharmakokinetik von beispielsweise Digoxin, Propanolol, Theophyllin, Warfarin und Glibenclamid nicht wesentlich beeinflußt (Peters u. Sorkin 1993; Schäfer-Korting u. Mutschler 1995).

4.3.2.8 Nebenwirkungen nach Einnahme von Finasterid

Die Verträglichkeit des 5α-Reduktasehemmers Finasterid wird insgesamt und speziell im Vergleich zu anderen Androgenen als gut eingestuft (Peters u. Sorkin 1993; Schäfer-Korting u. Mutschler 1995). Die häufigste Nebenwirkung betrifft die erektile Dysfunktion mit etwa 2,1% der so therapierten Männer. Verminderte Libido bzw. vermindertes Ejakulationsvolumen werden mit etwa 2% angegeben. Andere Nebenwirkungen wie Übelkeit, Benommenheit, Kopfschmerzen oder Hodenschmerzen wurden sehr selten genannt und unterschieden sich in ihrer Häufigkeit nicht signifikant zu plazebobehandelten Gruppen. Als weitere sehr seltene Nebenwirkungen wurden Überempfindlichkeitsreaktionen, einschließlich Hautausschlag und Lippenschwellung beschrieben. Eher finden sich Vergrößerungen und Berührungsempfindlichkeit der Brust sowie Spannungsempfinden in den Brüsten oder Sekretion aus den Brustdrüsen. Es wurden bereits bei einigen Patienten Knoten in den Mammae gefunden, die operativ entfernt wurden (Rote Liste 1998).

Zusammenfassend soll darauf hingewiesen werden, daß nach eigenen Erfahrungen die Nebenwirkungen nicht zu unterschätzen sind. Insbesondere sollten die Patienten über die negativen Effekte ausreichend aufgeklärt sein, um nicht davon überrascht und beunruhigt zu werden.

4.3.2.9 Schwere Nebenwirkungen nach Einnahme von Finasterid

In der Literatur wird sehr vereinzelt über Todesfälle bei Probanden in Finasterid-Studien berichtet (Peters u. Sorkin 1993; Schäfer-Korting u. Mutschler 1995). Betrachtet man die Daten, so besteht allerdings bei keinem Fall der Verdacht auf einen Zusammenhang des Todes mit der Einnahme von Finasterid. Bei genauer Durchsicht wurden als Todesursachen kardio-vaskuläre Erkrankungen, Unfälle, Verletzungen oder weitere mit der Therapie nicht in Zusammenhang stehende Erkrankungen bzw. Ereignisse (Peritonitis, Sepsis, Suizid) in den Veröffentlichungen aufgeführt (Peters u. Sorkin 1993; Schäfer-Korting u. Mutschler 1995).

Schwere Begleiterscheinungen, bei denen ein Zusammenhang mit der Einnahme von Finasterid als möglich angesehen wurde, sind bei nur jeweils wenigen Patienten beobachtet worden, wobei die Behandlungsdauer z. T. ein Jahr übersteigt. Hierzu zählen Fieber, Exanthem und Myalgie, Gerinnungsstörung, Kontaktekzem und Katarakt. Als außergewöhnliche Einzelfälle sind Diplopie und Paralyse des linken Augenmuskels oder eine akute lymphatische Leukämie zu erwähnen (Schäfer-Korting u. Mutschler 1995). Die pathophysiologischen Zusammenhänge zur Medikation mit Finasterid bleiben dabei jedoch unklar.

4.3.2.10 Vergiftungssymptome nach Einnahme von Finasterid

Vergiftungssymptome nach Einnahme von Finasterid wurden bislang nicht beobachtet und erscheinen aufgrund von Erfahrungen bei klinischen Prüfungen und im klinischen Alltag unwahrscheinlich. Die einmalige Gabe von 400 mg Finasterid, wie auch die wiederholte Aufnahme von 80 mg dieser Substanz über 3 Monate (bei Normaldosis von 5 mg/d) wurde z. B. von gesunden Probanden bzw. Patienten mit BPH ohne wesentliche Nachteile vertragen. Versuche an Ratten zeigten zwar eine verminderte Fertilität männlicher Tiere nach Gabe von hohen Finasteriddosen. Aufgrund des artspezifischen Mechanismus (bei Ratten medikamentöse Hemmung der Ausbildung des Kopulationspfropfes) ist eine solche Fertilitätsstörung beim Menschen als unwahrscheinlich anzusehen (Wise et al. 1991).

4.3.2.11 Tumor-(Karzinom)-Induktion nach Einnahme von Finasterid

Karzinogenitätstests am Tier haben nach Finasterid-Gabe in sehr hohen Dosen (250 mg/kg/Tag) bei Mäusen zu gehäuftem Auftreten von hyperplastischen Leydig´schen Zellen sowie von Adenomen geführt. Dies war jeweils mit einem 200–300%igen LH-Anstieg verbunden. Da bei der klinischen Prüfung von Finasterid beim Menschen LH nur geringfügig anstieg, erscheint die Induktion entsprechender Tumoren beim Menschen unwahrscheinlich. Auch ein verstärktes Wachstum von Prostatakarzinomen unter Finasterid-Medikation erscheint wenig wahrscheinlich. Die Gabe von Finasterid an asymptomatische Patienten mit Prostatakarzinom führte nämlich zu einer Abnahme der PSA-Konzentration, was sogar auf eine mäßige Hemmung des Tumorwachstums durch Senkung des DHT-Gehaltes in der Prostata schließen läßt (Stoner 1994).

4.3.2.12 Kontraindikationen von Finasterid

Von einer Therapie mit 5α-Reduktasehemmern sind Patienten mit einer eingeschränkten Leberfunktion auszuschließen.

4.3.2.13 Zusammenfassende Beurteilung von Finasterid

Die Wirksamkeit der 5α-Reduktasehemmer bei der BPH-Therapie im Sinne einer Verbesserung der Miktion wird heute als eher gering eingeschätzt. Sowohl Prostata-Symptomen-Scores, als auch der maximale Harnfluß und der Restharn werden nur geringfügig bzw. überhaupt nicht gebessert. Wesentlich werden Veränderungen des Prostatavolumens mit maximal 20–30% erreicht. Dabei ist insbesondere bei Patienten mit großen Prostatae eine Volumenreduktion zu verzeichnen bzw. die „Progression" der BPH kann bei diesen Patienten günstiger verhindert werden. Erwartungsgemäß können diese Volumenreduktionen nicht immer in Korrelation zu den Miktionsverhältnissen und -beschwerden gesetzt werden. Es muß vor allem beachtet werden, daß die Latenz bis zur Verbesserung der Miktionsverhältnisse mindestens 3 Monate beträgt, ein Zeitraum, der für viele Patienten mit ihren Beschwerden als (viel) zu lang angesehen wird. Wie lange die Wachstumshemmung der Prostata und die Verbesserung des Harnflusses tatsächlich bestehen bleiben, ist auch unbekannt und kann daher nicht abschließend beurteilt werden. Nach den aktuellen Vorstellungen müßte der Patient lebenslang die Medikation beibehalten.

Für die Finasterideinnahme sprechen die eher geringen Nebenwirkungsraten. Da es deutlich effektivere Verfahren zur Beseitigung der subvesikalen Obstruktion gibt, muß im Sinne eines Abwägens von Pro und Contra bei den erzielten Wirkungen und Nebenwirkungen der Einsatz von Finasterid, auch unter ökonomischen Gesichtspunkten, als kritisch angesehen werden.

4.3.2.14 Kombinationsbehandlung der 5α-Reduktasehemmer mit anderen Substanzen für eine effektivere BPH-Therapie

Aufgrund der unterschiedlichen Angriffspunkte der verschiedenen Substanzen erscheint eine Kombinationstherapie, z. B. von 5α-Reduktasehemmern und einem α-Rezeptoren-Blocker, aus theoretischer Sicht als sinnvoll und wurde bereits in klinischen Studien untersucht (Lepor et al. 1996; Wirth et al. 1997). Im Rahmen der Multicenterstudie von Lepor und Mitarbeitern (1996) konnte beim Vergleich von Terazosin (10 mg/d), Finasterid (5 mg/d) sowie einer Kombination von beiden Medikamenten mit einem Plazebo folgendes festgestellt werden (Tabelle 4-27): Die ursprünglich erhofften günstigen Ergebnisse einer Kombinationsbehandlung wurden nicht erzielt. Nach 12 Monaten erwies sich Terazosin allein sowohl gegenüber der Finasterid- als auch gegenüber der Kombinationsbe-

Tabelle 4-27. Änderungen des Symtomenscores, des maximalen Harnflusses sowie des Prostatavolumens unter der Therapie mit Finasterid, Terazosin bzw. einer Kombinationsbehanldung mit einem Follow-up von 12 Monaten. Δ: Änderungen. (Nach Wirth et al. 1997)

	Anzahl Patienten [n]	Symptom-Score [Δ in Units]	Maximaler Harnfluß [Δ in ml/s]	Prostata-Volumen [Δ in ml]
Plazebo	254	-2,6	+1,4	+0,5
Terazosin	256	-6,1	+2,7	+0,5
Finasterid	243	-3,2	+1,6	-6,1
Terazosin + Finasterid	254	-6,2	+3,2	-7,0

handlung als deutlich überlegen bezüglich der Besserung von Symptomenscores sowie des Anstieges der maximalen Harnflußraten. Das Prostatavolumen nahm zwar durch 5α-Reduktasehemmer allein oder in Kombination mit dem α-Rezeptoren-Blocker stärker ab, allerdings ohne entsprechende Änderungen z. B. des Harnflusses oder der Restharnmenge. Inwieweit Patienten doch von einer wie auch immer gearteten Kombinationsbehandlung profitieren könnten, bleibt abzuwarten (Zumbé et al. 1998).

4.3.3   Aromatasehemmer

Während die Drüsenepithelhyperplasie der Prostata eher androgenabhängig ist, wird die Vermehrung des Stromas in der Prostata vorwiegend von Östrogenen bestimmt. Diese Östrogene entstehen durch Umwandlung von Androgenen unter dem Einfluß eines Enzymkomplexes, der Aromatase (s. Abb. 4-6). Eine Reduzierung der Östrogenproduktion mit nachfolgender Hemmung des Stromawachstums war demnach ein weiterer gedanklicher Ansatzpunkt bei der medikamentösen Therapie der BPH. Dies hat dazu geführt, daß Anfang der 90er Jahre Aromatasehemmer getestet wurden (Schulze u. Claus 1994). Erste Studien wiesen auf eine Verbesserung der Symptomenscores hin, aber auch auf mäßige Verbesserungen des maximalen Harnflusses; ein Einfluß auf den Restharn blieb fraglich. Mittlerweile ist die anfänglich positive Stimmung einer nüchternen Einschätzung und einer Bevorzugung anderer medikamentöser Möglichkeiten gewichen. Die Aromatasehemmer (Atamestan) werden nicht mehr für diese Indikation entwickelt und erprobt.

4.4   Weiterführende Literatur

Andersen J, Ekman P, Wolf H (1995) Can Finasteride reverse the progress of BPH? A two-year placebo-controlled study. Urology 46:631–637
Andersen JT, Nickel JC, Marshall VR, Schulman CC, Boyle P (1997) Finasteride significantly reduces acute urinary retention and need for surgery in patients with symptomatic benign prostatic hyperplasia. Urology 49:839–845

Geller J (1995) 5-year follow-up of patients with BPH treated with Finasteride. Eur Urol 27:267–273

Gingell JC, Knonagel H, Kurth KH, Tunn UW (1995) Placebo controlled double-blind study to test the efficacy of the aromatase inhibitor atamestane in patients with benign prostatic hyperplasia not requiring operation. J Urol 154:402–403

Hautmann R, Huland H (1997) Urologie. Springer–Verlag, Berlin Heidelberg New York Tokyo

Helpap B (1998) The prostate. Georg Thieme-Verlag, Stuttgart New York

Huggins C, Stevens RA (1940) The effect of castration on benign prostatic hypertrophy of the prostate in men. J Urol 43:705–714

Jocham D, Miller K (1994): Praxis der Urologie (2 Bände). Georg Thieme-Verlag, Stuttgart New York

Lepor H (1998) Natural history, evaluation and non-surgical management of benign prostatic hyperplasia. In: Campbell's Urology. Walsh PC, Retik AB, Vaughan ED, Wein AJ (Hrsg.) W.B. Saunders Company Philadelphia pp 1453–1477

Lepor H, Williford WO, Barry MJ (1996) The efficacy of Terazosin, Finasteride, or both in BPH. N Engl J Med 335:533–539

McConnell J, Bruskewitz R, Walsh P, Andriole G, Lieber M, Holtgrewe HL, Albertsen P, Roehrborn CG, Nickel JC, Wang DZ, Taylor AM, Waldstreicher J (1998) The effect of finasteride on the risk of acute urinary retention and the need for surgical treatment among men with benign prostatic hyperplasia. N Engl J Med 338:557–563

Peters DH, Sorkin EM (1993) Finasteride: A review of its potential in the treatment of benign prostatic hyperplasia. Drugs 46:177–208

Ruud Bosch JL (1997) Conservative non-instrumental treatment of benign prostatic hyperplasia. Urol Res 25 (Suppl 2):107–114

Schäfer-Korting M, Mutschler E (1995) DHT-Synthese-Hemmer in der Therapie der benignen Prostatahyperplasie. In: Benigne Prostata-Hyperplasie. Sökeland J (Hrsg.), Georg Thieme-Verlag, Stuttgart New York, S. 6.1–6.29

Schulze H, Claus C (1994) Einfluß eines Aromatasehemmers auf die benigne Prostatahyperplasie. Akt Urol 125:123–132

Schweikert HU, Tunn UW, Habenicht UF, Arnold J, Senge T, Schulze H, Schröder H, Blom JH, Ennemoser O, Horniger W (1993) Effects of estrogen deprivation on human prostatic hyperplasia. J Steroid Biochem Mol Biol 44:573–576

Sökeland J (1995) Benigne Prostata-Hyperplasie. Georg Thieme-Verlag, Stuttgart New York

Stoner E (1994) 3-year safety and efficacy data on the use of finasteride in the treatment of BPH. Urology 43:284–294

Tammela T, Kontturri MJ (1995) Long term effects of Finasteride on invasive urodynamics and symptoms in the treatment of patients with bladder outflow obstruction due to BPH. J Urol 154:1466–1469

Trinkler FB (1997) Therapie der benignen Prostatahyperplasie: Terazosin oder Finasterid? Schweiz Rundsch Med Prax 86:1305–1306

Weisser H, Krieg M (1997) Die benigne Prostatahyperplasie – das Ergebnis einer altersbedingten Entgleisung der Androgen-Estrogen-Balance? Urologe A 36:3–9

Wise LD, Minsker DH, Cukierski MA, Clark RL, Prahalada S, Antonello JM, MacDonald JS, Robertson RT (1991) Reversible decreases of fertility in male sprague-dawley rats treated orally with finasteride. Reprod Toxicol 5:337–342

Wirth MP, Helke C, Froschermaier SE (1997) Die Bedeutung der 5α-Reduktasehemmer in der Therapie der BPH mit milden bis moderaten Symptomen. Urologe A 36:35–39

Zumbé J, Braun M, Korte D, Engelmann U (1998) Die transurethrale Nadelablation (TUNA) der Prostata – Ein alternatives, mininal-invasives Behandlungskonzept. Akt Urol 29:62–66

Zwergel U (1993) Benigne Prostatahyperplasie. Saarl Ärzteblatt 11:506–511

Zwergel Th (1999) Die Hyperproliferation der Prostata. In: Siegenthaler W (Hrsg.) Innere Medizin. Georg Thieme-Verlag, Stuttgart New York (im Druck)

5 Konventionelle operative Verfahren zur Behandlung der benignen Prostatahyperplasie

5.1 Indikationen zur operativen Behandlung

Bei einigen Patienten mit erheblichen Miktionsbeschwerden (IPS- oder AUA-Score >8) und stärkeren Veränderungen des Harntraktes (große, insbesondere endovesikal wachsende Prostata) ist die Operation, d. h. nach den bewährten Erfahrungen in der Regel eine Prostata-Adenomektomie, notwendig. Dies ist speziell der Fall bei Patienten mit rezidivierendem Harnverhalt oder immer wiederkehrenden Harnwegsinfekten, außerdem bei Blasensteinen, bzw. bei Komplikationen durch BPH-bedingte Blutungen aus der Harnröhre (Makrohämaturie, häufig durch sog. Prostatavarizen).

Die operative Behandlung kann mittels verschiedener Verfahren erfolgen, welche in die offen chirurgischen und die endoskopischen zu unterteilen sind. Bei allen Formen der Prostata-Adenomektomie – transurethral oder offen-chirurgisch – wird nur das hyperplastische Prostatagewebe entfernt. Stellt man sich, wie Alken in den 60er Jahren, das operative Vorgehen bildlich vor, so wird von der Orange nur das Fruchtfleisch (entspricht dem hyperplastischen Gewebe) entfernt, während die Schale, d. h. die äußere Zone, belassen wird.

So bewährt die Techniken der Prostata-Adenomektomie sind, so können auch hier Probleme und Komplikationen auftreten. Deshalb wurden in den letzten Jahren neue interventionelle Methoden entwickelt (Abb. 5-1), die als Therapieersatz oder zumindest als Konkurrenzoptionen eingeführt wurden. Diese werden ausführlich in einem eigenen Kapitel erörtert (s. Kap. 6).

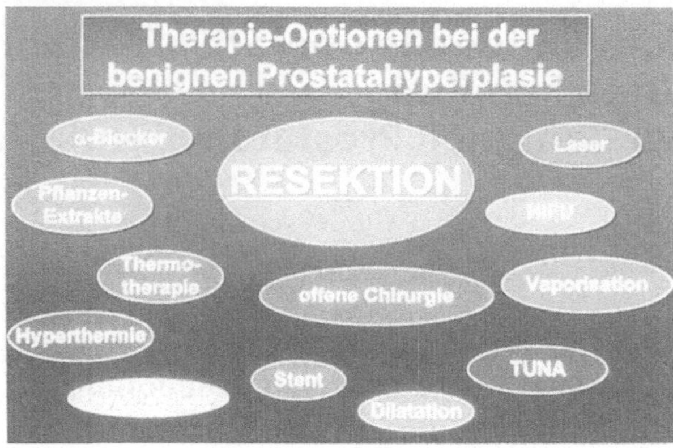

Abb. 5-1. Invasive Therapieoptionen bei der benignen Prostatahyperplasie: Darstellung der vielseitigen Therapiemöglichkeiten. TUNA: transurethrale Nadelablation, HIFU: high intensity focused ultrasound

5.2   Transurethrale Resektion der Prostata

Die transurethrale Resektion der Prostata (TUR-P) ist in aller Welt der am häufigsten durchgeführte Eingriff bei Patienten mit benigner Prostatahyperplasie und ist gleichzeitig auch der häufigste urologische Eingriff überhaupt. Man spricht von dem goldenen Standard für die BPH-Behandlung. Alle anderen invasiven Verfahren werden an der TUR-P gemessen.

5.2.1   Historische Aspekte

Das erste Elektroresektionsinstrument wurde 1926 von Stern in den USA vorgestellt, die Resektionstechnik später von McCarthy und Nesbit weiterentwickelt. Die Fortschritte von Feinmechanik, Optik, Kaltlichtquellen und Hochfrequenztechnik führten ab Mitte der 60er Jahre zu den heute gebräuchlichen ausgereiften Instrumenten (Hartung u. Mauermeyer 1983). Allerdings wird daraufhin gewiesen, daß der Stand der Entwicklung selbst dieser bewährten Methode nicht als abgeschlossen gelten kann. Technische Weiterentwicklungen (z. B. der Hochfrequenzenergie, der Endoskope) sind zu beobachten bzw. müssen abgewartet werden (Faul et al. 1997; Michel et al. 1998).

5.2.2 Technische Aspekte der transurethralen Prostataresektion

Das Resektionsinstrument besteht aus einem äußeren Schaft, einem Elektrotom und einer Optik. Das Elektrotom führt eine Schneidschlinge zur Resektion, d. h. erlaubt die Scheibchen-[Chip]-weise Entfernung des Gewebes, zusätzlich ermöglicht es die Koagulation (Stillung arterieller Blutungen). In der Umgangssprache wird die TUR-P mit dem spanweisen Abtrag des Gewebes auch gern als „Abhobelung" der Prostata bezeichnet.

Technisch gesehen ist das Elektrotom über ein Stromleitkabel mit einem Hochfrequenzgenerator verbunden. Dadurch wird das Diathermie-vermittelte Schneiden und Koagulieren möglich. Die Lichtquelle entspricht der einer normalen Zystoskopie. Die Resektion erfolgt ähnlich wie bei der Zystoskopie unter Irrigation mit steriler Spülflüssigkeit, die über ein Hahnsystem am Schaft zugeführt wird. Reseziertes Gewebe wird in der Regel nach Herausnahme des Elektrotoms durch den dann leeren Schaft ausgespült (Abb. 5-2). (Anmerkung: der abführende Harn wird bei der konventionellen Resektion nur zum gelegentlichen Ablassen der Spülflüssigkeit verwendet, weiteres s. Niederdruckresektion, S. 135).

Die Resektion kann – im Gegensatz zur einfachen Blasenspiegelung – nur mit einer speziellen elektrolytfreien halb-isomolaren, sterilen Spülflüssigkeit (heute bevorzugt Sorbit-Mannit-Lösung) erfolgen. Die Flüssigkeit erfüllt dabei mehrere Funktionen: Mit ihr können Blut- und Resektionsmaterial weggespült werden; sie sorgt für klare Sichtverhältnisse während des Eingriffes. Der Schutz von Blase und umgebenden Geweben vor thermischen Läsionen während der Resektion unter Verwendung des Hochfrequenzstromes ist durch das Fehlen von leitenden Elektrolyten und die erniedrigte Osmolarität der Spülflüssigkeit gewährleistet. Das so gewählte Medium dient damit als Isolator.

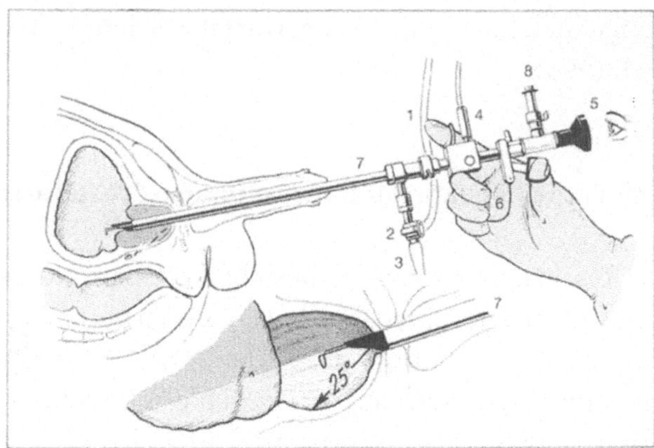

Abb. 5-2. Schematische Darstellung der operativen Situation bei transurethraler Prostataresektion. Die Übersicht zeigt einen anatomischen Sagittalschnitt mit transurethral positioniertem Resektionsinstrument. *1* Spülflüssigkeits-Zulauf, *2* Dreiwege-Hahn, *3* Spülflüssigkeits-Ablauf, *4* Hochfrequenzelektrodenzuleitung, *5* Optik, *6* beweglicher Resektionsschlitten für Elektrodenbewegung, *7* Schaft, *8* Kaltlichtanschluß. Der Bildausschnitt zeigt den Schaft (*7*) mit beweglicher Schlinge (durch den Resektionsschlitten [6]). Der Pfeil gibt den Blickwinkel der Optik an (Zeichnung mod. nach Vorlagen der Firma Wolf, Knittlingen, welche freundlicherweise zur Verfügung gestellt wurden). (Aus Jocham u. Miller 1994)

Die Resektion erfolgt in Steinschnittlage unter ständiger Sicht meist in Rückenmark-naher Leitungs-(Regional)-Anästhesie (d. h. Peridural- oder Spinalanästhesie).

Dieser transurethrale Eingriff sollte immer exakt schematisch durchgeführt werden, um eine klare Übersicht zu behalten, außerdem um das obstruktive, die Harnröhre einengende Gewebe weitgehend zu beseitigen und um Komplikationen zu vermeiden (s. u.). Die TUR-P endet mit einer sorgfältigen Blutstillung und in der Regel mit der Einlage eines transurethralen (Dreiwege)-Spülkatheters. Dessen Ballon wird einerseits zur Tamponade venöser Blutungen geblockt, d. h. (über einen Kanal) mit Flüssigkeit gefüllt, und dient andererseits zur „Fixierung" des Katheters in der Blase, damit die Drainage nicht herausrutschen kann. Mit dem Dreiwege-Katheter kann gleichzeitig die Blase regelmäßig (über den zweiten Kanal) zur Vermeidung von Blutkoagelansammlungen gespült werden, während über den dritten Kanal der initial meist noch (leicht) blutig-tingierte Urin konsequent (zur kontinuierlichen Urinableitung) drainiert, d. h. abgeleitet werden kann.

5.2.3 Komplikationen und Folgeerscheinungen sowie deren Therapie

Wesentliche intra- und postoperative Komplikationen werden nachfolgend beschrieben; ihre Häufigkeiten sind der Tabelle 5-1 zu entnehmen.

5.2.3.1 Blutungen

Schwere intraoperative Komplikationen sind starke arterielle und venöse Blutungen, insbesondere aus dem ausgedehnten periprostatischen Venenplexus. Wenn sich die Blutung durch Koagulation nicht stillen läßt, kann manchmal ein stark geblockter Ballonkatheter durch Kompression der eröffneten Gefäße die Blutung zum Stillstand bringen. Eine (meist arterielle) Blutung, die durch Ballon-Kompression nicht beherrscht werden kann, bedingt in der Regel eine erneute endoskopische Koagulation des oder der spritzenden

Tabelle 5-1. Typische Risiken nach transurethraler Prostataresektion. (Zusammenstellung aus der Literatur)

	%-Angaben
Mortalität	0,3–1,4
TUR-Syndrom	–2,0
Epididymitis	0,5–4,0
Urethrastriktur	1,8–3,3
Blasenhalskontraktur	0,7–2,7
Harninkontinenz	–1,2
Erektile Dysfunktion	–15 ?
Retrograde Ejakulation	–100

Gefäße. Nur extrem selten ist eine offen-chirurgische Intervention zur Blutstillung notwendig. In ausgewählten Fällen kann ein spritzendes arterielles Gefäß nach angiographischer Darstellung der Beckenarterien und konsekutiv der kleineren Gefäßäste durch Embolisation verschlossen werden.

Bei intra- bzw. postoperativen Blutverlusten muß immer auf das Hämoglobin (Hb) und den Hämatokrit (Hkt) bzw. deren Abfall geachtet werden. Abhängig von den Laborbefunden, aber auch von weiteren Parametern wie z. B. Alter und Allgemeinzustand des Patienten, ist ein Ausgleich des Blutverlustes durch Gabe von Eigen- oder Fremdblut notwendig. Bei dem elektiven Eingriff – und um einen solchen handelt es sich bei der TUR-P – ist dem Patienten eine Eigenblutspende zu empfehlen. In diesem Fall wird präoperativ (in einem Zeitraum von etwa 3–4 Wochen vor dem Eingriff) dem Patienten Blut entnommen, das im Bedarfsfall intra- oder postoperativ retransfundiert werden kann. Bei Transfusionen von Fremdblut muß der Patient u. a. über die Infektionsrisiken (Hepatitis, HIV-Infektion) aufgeklärt werden.

5.2.3.2 Perforationen

Ferner sind die sehr seltenen Ereignisse größerer (Endoskop-bedingter) Perforationen durch die Prostatakapsel als Komplikation zu nennen; hier empfiehlt sich in der Regel der sofortige Abbruch des transurethralen Eingriffes und, wenn möglich, die Einlage eines transurethralen Blasenkatheters. Bei bleibender postoperativer Obstruktion, die eine nicht zufriedenstellende Miktion bedingt, ist eine nochmalige Resektion zu einem späteren Zeitpunkt zu empfehlen, um das verbliebene obstruktive Gewebe zu entfernen.

5.2.3.3 Streß-Inkontinenz durch Sphinkterverletzung; Dranginkontinenz

Verletzungen des äußeren Harnröhrenschließmuskels führen zu einer kompletten Harninkontinenz, welche eine den Patienten auf Dauer sehr beeinträchtigende Komplikation darstellt. Die totale Harninkontinenz durch Sphinkterverletzung nach TUR-P (heute sehr selten, s. Tabelle 5-1) kann mit einer künstlichen Sphinkterprothese behoben oder zumindest gelindert werden, eine medikamentöse Therapie ist weitgehend wirkungslos.

Von dieser schweren Komplikation der totalen Harninkontinenz zu trennen ist die nahezu regelmäßig postoperativ auftretende Urge-(Drang)-Symptomatik, die durch einen vermehrten Harndrang bishin zur Dranginkontinenz für einige Tage bis wenige Wochen charakterisiert ist. Nach Ausschluß oder Therapie eines (gleichzeitigen) Harnwegsinfektes ist eine anticholinerge Behandlung sinnvoll, um die durch Irritation bedingte Detrusorhyperaktivität zu beseitigen. Verwendet werden heute bevorzugt: Oxybutynin (Dridase®), Trospiumchlorid (Spasmex®), Propiverin (Mictonorm®), Tolderodin (Detrusitol®) oder auch Imipramin in niedriger Dosierung (Tofranil mite®).

5.2.3.4 Spülflüssigkeitsabsorption (TUR-Syndrom)

Bei (zu) tiefer Resektion im Kapselbereich und durch (meist frühzeitiges) Eröffnen von Venen kann während der TUR-P die elektrolytfreie halb-isomolare Spülflüssigkeit in größerer Menge (mehrere Liter!) systemisch resorbiert werden. Dies führt zu einer Hypervolämie mit Hyponatriämie, dem sog. TUR-Syndrom. Dieses besteht anfänglich aus einem plötzlichen Blutdruckanstieg, meist verbunden mit einer Bradykardie, dem rasch eine völlige Kreislaufdepression (bis hin zum Schock) folgen kann. Außerdem können initial Unruhe, Verwirrtheit und fakultativ Erbrechen, Schüttelfrost auftreten. Später können zur Oligurie akutes Nierenversagen bzw. Hirn- und Lungenödem hinzutreten, insbesondere wenn intraoperativ die bedrohliche Lage nicht richtig erfaßt wird. Lebensgefahr besteht, wenn eine rasche Behandlung durch Gabe von Elektrolyten (Kochsalzlösung) und Diuretika (Furosemid) sowie ggf. intensivmedizinische Maßnahmen unterbleiben (Hartung u. Mauermeyer 1983).

Um einem TUR-Syndrom vorzubeugen, gilt es, die intraoperative Einschwemmung von Spülflüssigkeit zu begrenzen. Dies wird z. B. durch zusätzliche Einlage eines suprapubischen Trokars und durch eine kontinuierliche Absaugung des Blaseninhaltes während der Operation erzielt. Durch diese Technik der sog. Niederdruck-Resektion werden die intravesikalen Druckwerte erniedrigt, die Resektion kann schneller und kontinuierlich erfolgen, so daß geringere Mengen an Flüssigkeit resorbiert werden bzw. in das Blutgefäßsystem gelangen.

Ähnliches kontinuierliches Resezieren ist mit speziellen Instrumenten möglich, bei denen der kontinuierliche Flüssigkeitszulauf und -ablauf über den Schaft selbst erfolgt (sog. Niederdruck-Resektoskope).

5.2.3.5 Retrograde Ejakulation, Fragen zur erektilen Dysfunktion

Postoperativ entsteht aufgrund der Technik eine retrograde Ejakulation (d. h. Samenerguß in die Harnblase bei weit offenem Blasenhals); sie tritt bei ausgeprägter Aushöhlung der Prostataloge zwangsläufig ein und kann nicht im Sinne einer eigentlichen Komplikation, sondern nur als unvermeidbare Folgeerscheinung gewertet werden. Diese Tatsache muß präoperativ dem Patienten bei dem (ausführlichen) Aufklärungsgespräch mitgeteilt werden.

Auch gibt es Hinweise auf eine eventuelle postoperative Störung der Erektion, die möglicherweise auf eine thermische Schädigung – durch Hochfrequenzstrom – des für die Erektion verantwortlichen Nervus pudendus zurückzuführen ist. Der Effekt darf allerdings nicht überbewertet werden, entsteht also sicher selten, da die vermeintlich operativ bedingte erektile Dysfunktion in einem Lebensalter des Mannes auftritt, in dem physiologischerweise die „Potenz" häufig abnimmt und damit die ursächlichen Zusammenhänge sich nicht leicht differenzieren lassen. Daher gibt es zu den genannten Vermutungen bisher auch keine validen Daten, welche diese Folgeerscheinung sicher belegen können.

5.2.3.6 Harnröhrenstrikturen

Selten entwickeln sich postoperative Harnröhrenengen, meist bedingt durch mechanische oder thermische Schleimhautläsionen der Urethra. Diese können durch die Verwendung eines adäquaten Resektionsinstrumentes und/oder durch eine unmittelbar vor der Resektion präoperative Harnröhrenerweiterung (Schlitzung) minimiert werden. Das Instrument darf nicht „mit Gewalt" eingeführt werden, da sonst erhebliche und ubiquitäre Verletzungen der Harnröhre resultieren. Um „ungezielte" Traumatisierungen der Urethra zu vermeiden, hat sich die initiale Harnröhrenschlitzung vielfach bewährt.

5.2.3.7 Harnwegsinfekte und Epididymitiden

Eine weitere postoperative Komplikation sind Harnwegsinfekte, die zu einer durch die Samenleiter aufsteigende Nebenhodenentzündung führen können, welche dann den postoperativen Krankenhausaufenthalt des Patienten deutlich verlängern kann. Zur Vermeidung eines Harnwegsinfektes und besonders der meist langwierigen Komplikation einer Nebenhodenentzündung wird eine perioperative Antibiotika-Prophylaxe empfohlen. Der Wert der prophylaktischen Vasoligatur der Ductus deferentes anläßlich der TUR-P zur Vermeidung der Epididymitis ist umstritten (Jocham u. Miller 1994; Hartung u. Mauermeyer 1983).

5.2.3.8 Postoperative Karzinomentwicklung und Nachsorge

Anzumerken ist, daß bei BPH-Patienten, sei es nach TUR-P oder auch nach offener Prostata-Adenomektomie, der eigentliche Ort der Karzinom-Entstehung (die äußere Prostatazone, die sog. „chirurgische Kapsel") belassen wird und daß diese Männer daher das gleiche Risiko wie unbehandelte Gleichaltrige haben, ein Prostatakarzinom zu entwickeln. Daher muß auch ein Patient, der operativ das gutartige hyperplastische Gewebe entfernt bekommen hat, weiter zur routinemäßigen jährlichen Vorsorgeuntersuchung zum Malignomausschluß vorstellig werden.

5.3   Transurethrale Prostatainzision (TUIP)

Für kleine Prostatahyperplasien (bis 30 g) wurde in den 70er Jahren an einzelnen Zentren die Inzision der Prostata propagiert, die entweder unter endoskopischer Sicht in der Medianlinie bei 6 Uhr oder bei 5 und 7 Uhr durchgeführt werden kann (die Lokalisationsangaben entsprechen einer Betrachtung vom Colliculus seminalis aus und der Schnittführung nach einem Uhrenzifferblatt) (Abb. 5-3). Als Vorzüge der TUIP werden kürzere Operationszeiten, geringere Blutverluste, kürzere Blasenkatheterliegezeiten und letztendlich

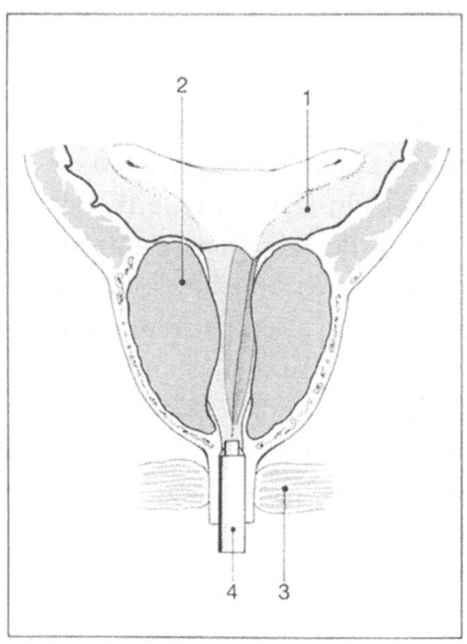

Abb. 5-3. Transurethrale Prostatainzision: In der Schemazeichnung erkennt man die bereits erfolgte Inzision bei 7 Uhr. Weitere operative Details sind dem Text zu entnehmen. *1* Blase, *2* Prostata, *3* Sphincter externus urethrae, *4* Endoskopschaft. (Aus Jocham u. Miller 1994)

kürzere stationäre Krankenhausaufenthalte angeführt. Auch sollen die Begleiteffekte hinsichtlich der retrograden Ejakulation (Ejakulationsverlust nach TUIP in 13% und nach TUR-P in 37% der Fälle) sowie Störungen von Erektion und Sexualität seltener sein als nach konventioneller Prostataresektion – ein Befund, der allerdings sehr schwierig zu quantifizieren ist.

Nach den Literaturangaben (Jocham u. Miller 1994; Madsen u. Sparwasser 1992) kann die Behandlung zumindest von geringen Prostatahyperplasien mit TUIP und TUR-P zunächst als äquieffektiv angesehen werden. Besonders nach der transurethralen Inzision, in gewissem Umfang aber auch nach der konventionellen Prostataresektion, scheint sich allerdings im Laufe der Zeit die Miktion wieder zu verschlechtern, so daß eine erneute operative Intervention notwendig werden kann (Almer u. Altwein 1994; Jocham u. Miller 1994; Zwergel et al. 1998).

5.4   „Rotoresektion"

Bei diesem Eingriff wird ein neuartiges Resektionsinstrument eingesetzt mit einem speziellen Arbeitselement. Ein Mikromotor treibt eine neuentwickelte Gewebefräskopfelektrode an (Michel et al. 1998). Die rotierende Gewebefräskopfelektrode ermöglicht die gleichzeitige Gewebe-Koagulation und -Vaporisation (s. auch neue interventionelle Techniken, s. Kap. 6.3 und 6.4) sowie eine zusätzliche mechanische Ablation (Gewebsabtragung) der Prostatahyperplasie (ähnlich der konventionellen Resektionstechnik). Erfahrungen im Tiermodell sowie erste klinische Ergebnisse liegen vor. Weitere Verbesserungen der Technik und ausführliche klinische Daten bleiben abzuwarten, bevor die endgültige Bewertung dieses Verfahrens möglich ist.

5.5   Offen-chirurgische Entfernung
der benignen Prostatahyperplasie

Allgemein spricht man von der offenen Prostata-Adenomektomie. Zu unterscheiden sind mehrere Zugangswege. So kann offen-chirurgisch das Prostataadenom perineal oder transabdominal entfernt werden. Im Gegensatz zur vollständigen Entfernung der gesamten Prostata einschließlich der chirurgischen Kapsel sowie der Samenbläschen und von Anteilen der Ductus deferentes, also im Gegensatz zur totalen Prostatektomie, welche nur beim lokal begrenzten Prostatakarzinom indiziert ist, wird bei der offenen Adenomektomie nur das hyperplastische Prostatagewebe entfernt. Die chirurgische Kapsel wird im Falle der Adenomektomie belassen. Zum besseren Verständnis bietet sich wieder der Vergleich mit der Orange an. Bei der Adenomektomie wird nur das Fruchtfleisch herausgelöst und die Schale belassen (s. Kap. 5.1).

Insgesamt wird mit der offenen Prostata-Adenomektomie das gleiche Ziel wie mit der TUR-P verfolgt, d. h. die Entfernung des hyperplastischen Prostatagewebes und damit der obstruktiven Komponente der BPH.

Befürworter der offenen Operationstechnik meinen sogar, daß nur so das hyperplastische Gewebe sicher und suffizient entfernt werden kann. Allerdings werden bei richtig angewandter Resektionstechnik und bei nicht enorm vergrößerter Prostata (100 g) mit der TUR ähnlich gute Ergebnisse erzielt und dies mit geringerer Morbidität (s. Kap. 5.5.3) (Jocham u. Miller 1994).

5.5.1 Historische Aspekte

Von alters her war bei den Steinschneidern der Zugang zur Blase – und damit zur Prostata – von einem seitlichen oder medianen Dammschnitt (d. h. von einem perinealen Zugang) gebräuchlich. Die partielle perineale Entfernung der Prostata wurde erstmals 1874 von Dittel und Billroth publiziert. Die erste komplette Entfernung der Prostata vom Damm aus nahm Billroth 1899 vor.

Fuller hat 1895 erstmals suprapubisch transvesikal die Prostata ausgeschält (enukleiert). Das Verfahren wurde später von Freyer verbessert. Angesichts der häufigen, starken intraoperativen Blutungen hat Harris 1934 die exakte Blutstillung durch standardisierte Nähte des Wundbettes sowie den primären Blasenverschluß propagiert. Diese Technik wurde von Hryntschak (durch eine Tabaksbeutelnaht am Blasenausgang) noch weiter verbessert.

Parallel hat Millin 1945 eine Operationsmethode zur offenen Adenomektomie veröffentlicht, die ebenfalls vom Unterbauch (transabdominal), aber ohne Eröffnung der Blase vorgenommen wird.

5.5.2 Techniken der offenen Prostata-Adenomektomien

5.5.2.1 Transvesikale Prostata-Adenomektomie

Bei der suprapubischen Prostatektomie des Adenoms nach Freyer wird nach Eröffnen der Harnblase das hyperplastische Prostatagewebe digital aus der „chirurgischen Kapsel", die der peripheren Zone entspricht, ausgeschält (Abb. 5-4). Zur Blutstillung und Bla-

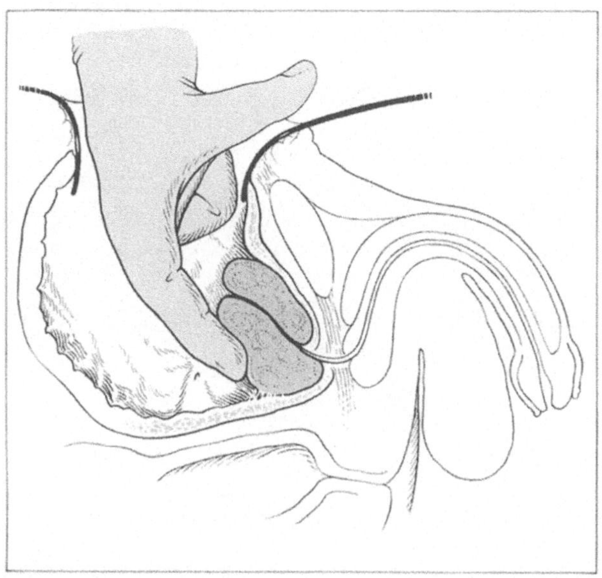

Abb. 5-4. Suprapubische transvesikale Prostata-Adenomektomie (nach Freyer): Die Prostata wird mit dem Zeigefinger von der Harnblase aus in der Schicht zwischen dem hyperplastischen Gewebe und der chirurgischen Kapsel stumpf herausgelöst. (Aus Jocham u. Miller 1994)

senhalseinengung werden Harris-Hryntschak-Nähte (s. Kap. 5.5.1) gelegt.

5.5.2.2 Retropubische Prostata-Adenomektomie

Bei der retropubischen Technik nach Millin wird die Beseitigung des hyperplastischen Gewebes ohne Eröffnen der Blase vorgenom-men. Nach Inzision der chirurgischen Kapsel etwa 1 cm unterhalb des Blasenhalses kann so das hyperplastische Prostatagewebe eben-falls digital entfernt werden (Abb. 5-5).

Die Prostata-Adenomektomie von einem perinealen Zugangsweg ist zwar möglich, wird aber heute zur BPH-Behandlung nicht mehr routinemäßig angewendet. (Anmerkung: Dieser Zugangsweg erfährt aktuell eine gewisse Renaissance bei der operativen Behandlung des Prostatakarzinoms).

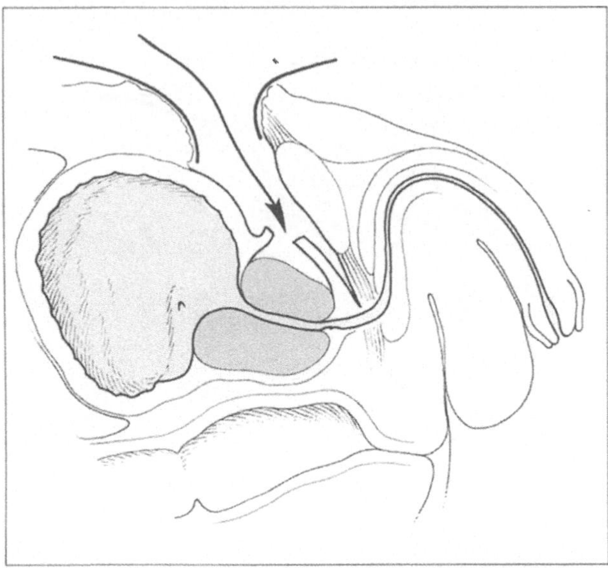

Abb. 5-5. Retropubische Prostata-Adenomektomie (nach Millin): Bei der retropubischen Hyperplasieentfernung erfolgt der Zugang durch Freilegung der ventralen Prostatafläche über einen Unterbauchschnitt. Die chirurgische Kapsel der Prostata wird etwa 1 cm unterhalb des Blasenhalses (Taille) inzidiert (siehe Pfeil). Danach erfolgt die Präparation der Schicht zwischen BPH und chirurgischer Kapsel. Nach Präparation dieser Schicht können die Seitenlappen digital stumpf entwickelt und herausgelöst werden. (Aus Jocham u. Miller 1994)

5.5.3   Erfahrungen mit den offen-chirurgischen Prostata-Adenomektomien

Die offen-chirurgischen Prostata-Adenomektomien werden vorzugsweise bei großen Adenomen (>60 g) empfohlen. Bei der Mehrzahl der Patienten liegt allerdings in Mitteleuropa keine so große Volumenzunahme vor, so daß schon deshalb die Indikation für die offen-chriurgische Intervention hier seltener gestellt werden muß.

Einige Operateure favorisieren generell den transurethralen Eingriff, so daß sie auch bei Patienten mit einem größeren Adenom (bis oder größer als 100 g) den transurethralen Eingriff durchführen.

Breite Anwendung findet die offene Adenomektomie dagegen in Ländern, wo die modernen Endoskopie-Techniken nicht vorhanden sind.

Nachteile der offen-chirurgischen Verfahren sind neben häufigeren Wundheilungsstörungen die höhere perioperative Morbidität, die besonders durch perioperative Blutungen bedingt ist. Postoperativ findet man zudem eine erhöhte Inzidenz an Harnröhren- und Blasenhalsengen.

5.6 Zusammenfassende Beurteilung der konventionellen chirurgischen Therapie der benignen Prostatahyperplasie

Die konventionelle Operation (meist durch die Harnröhre d. h. die TUR-P) ist eine kausale und effektive Therapie mit sicherer Gewebeentfernung und dadurch mit faßbaren und objektivierbaren Befundverbesserungen. So werden – selbstverständlich nur bei vollständiger „Aushobelung der Prostata" und nicht bei inkompletter Resektion – die BPH-bedingten Miktionsstörungen normalisiert. Dies spiegelt sich auch in den Daten über die postoperative Zufriedenheit der Patienten wider. Sogar viele Jahre nach der Resektion sind noch knapp 80% der operierten Patienten mit ihrem Miktionsverhalten zufrieden (Abb. 5-6) (Zwergel et al. 1998).

An der endoskopischen Therapie werden die neueren invasiven Therapieverfahren wie Wärmebehandlungen (Hyperthermie/Thermotherapie) oder Laserchirugie gemessen. Die TUR-P gilt heute noch als goldener Standard. Mit den offen-chirurgischen Prostata-Adenomektomien werden vergleichsweise zwar gute „Erfolge" erzielt, allerdings ist der Patientenkreis für diesen Eingriff in Deutschland nur sehr begrenzt.

Unter kritischer Würdigung aller Behandlungsmöglichkeiten ist die medikamentöse Therapie nur in der Anfangsphase der BPH sinnvoll. Die operative (meist transurethrale) Behandlung ist unverändert die Therapie der Wahl zur Beseitigung deutlicher obstruktiver Prostatahyperplasien. Allerdings sind jeweils die operativen Risiken zu beachten. Um diese zu reduzieren, sind auch bei den altbewährten Techniken weitere Verbesserungen anzustreben (Faul et al. 1997; Michel et al. 1998).

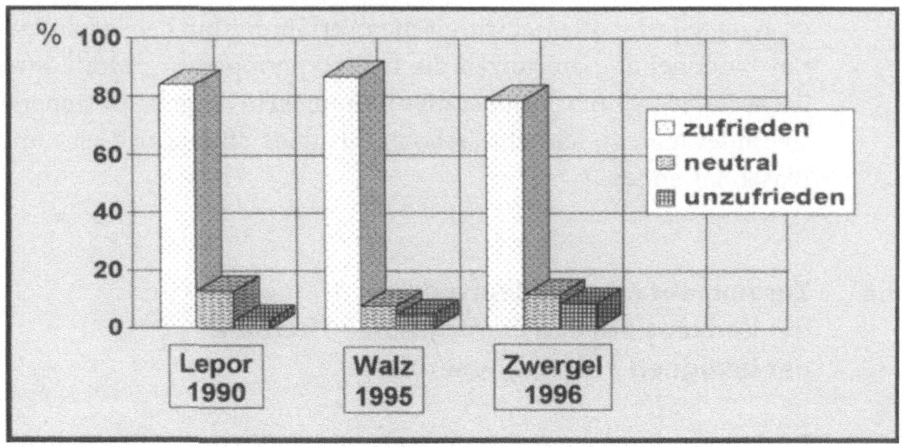

Abb. 5-6. Ergebnisse zur Zufriedenheit der Patienten nach transurethraler Prostataresektion. (Zusammenstellung der Resultate aus 3 Arbeitsgruppen)

5.7   Weiterführende Literatur

Almer FM, Altwein JE (1994) Transurethrale Prostataresektion: Steht ein Wandel in der Therapie der benignen Prostatahyperplasie bevor? Akt Urol 25:143–153.

Cattolica EV, Sidney S, Sadler M C (1997) The safety of transurethral prostatectomy: A cohort study of mortality in 9416 men. J Urol 158:102–104

Doll HA, Black NA, McPherson K, Flood AB, Williams GB, Smith JC (1992) Mortality, morbidity and complications following transurethral resection of the prostate for benign prostatic hypertrophy. J Urol 147:1566–1573

Engelmann UH, Olschewski R, Herberhold D, Senge T (1991) Der Einfluß von TUR und tranvesikaler Prostatektomie auf Symptomatologie und Lebensqualität. Urologe A 31:43–47

Faul P, Farin G, Reich O (1997) Verbesserung der Hämostase bei der TUR-P durch eine modifizierte Resektionstechnik und Elektrode (Bandschlinge). Urologe B 37:569–576

Hartung R, Mauermeyer W (1983) Transurethrale Operationstechniken. In: Hohenfellner R, Zingg EJ (Hrsg.) Urologie in Klinik und Praxis. Georg Thieme-Verlag, Stuttgart New York, pp 1371

Hubmann R (1997) Die historische Entwicklung der operativen Prostatachirurgie. Urologe B 37:604–608

Jocham D, Miller K (1994): Praxis der Urologie (2 Bände). Georg Thieme-Verlag, Stuttgart New York

Lepor H, Rigaud G (1990) The efficacy of transurethral resection of the prostate in men with moderate symptoms of prostatism. J Urol 143:533–537

Madsen PO, Sparwasser Ch (1992) Transurethrale Resektion oder transurethrale Inzision der Prostata. NBP 1: 6-10

Mebust WK, Holtgrewe HL, Cockett ATK, Peters PC (1989) Transurethral prostatectomy: Immediate and postoperative complications. A cooperative study of 13 participating institutions evaluating 3885 patients. J Urol 141:243–247

Michel MS, Köhrmann KU, Weber A, Behr C, Braun P, Alken P (1998) Rotoresect zur blutungsarmen transurethralen Ablation der Prostata: Von der Idee zur klinischen Phase II Studie. Akt Urol (Suppl) 29:32

Sökeland J, Luttmann A, Farin G, Seidel-Fabian B (1997) Zur Entwicklung von Phantomen für „transurethrale" Operationen. Urologe B 37:582–587

Walz PH, Nies A (1995) „Würden Sie sich erneut für eine TUR-P entscheiden?" Eine Patientenbefragung zu den subjektiven Ergebnissen der transurethralen Prostataresektion. Akt Urol 26:228–234

Zwergel Th (1987) Transurethrale Prostataresektion und Flüssigkeitshaushalt. Georg Thieme-Verlag, Stuttgart New York, pp 1–191

Zwergel U, Wullich B, Lindenmeir U, Rohde V, Zwergel Th (1998) Long-term results following transurethral resection of the prostate. Eur Urol 33:476–780

6 Neuere interventionelle Verfahren zur Behandlung der benignen Prostatahyperplasie

Es gibt eine Fülle von Behandlungsmöglichkeiten mit teils wohl-klingenden Abkürzungen wie HIFU oder TUNA (s. Abb. 5-1). Alle neuen Therapieoptionen werden mit großen Erwartungen von Sei-ten der Industrie, der behandelnden Ärzte und Patienten verfolgt. Im folgenden sollen die neuen Verfahren vorgestellt und mit den bewährten Techniken der transurethralen Prostataresektion oder den offen-chirurgischen Prostata-Adenomentfernungen verglichen werden.

6.1 Ballondilatation

Durch Aufblasen eines Ballons in der prostatischen Harnröhre soll „gewaltsam" das prostatische Urethralumen durch Sprengung der vorderen Prostata-„Kommissur" erweitert werden. Dieses Verfah-ren fand schon Anfang dieses Jahrhunderts Anwendung. Die Wirk-samkeit wird ganz überwiegend als schlecht beurteilt (Jocham u. Miller 1994; Zwergel 1993). Die Behandlung muß in der Regel mehr-fach wiederholt werden, schwere Komplikationen (starke Blutung bei Zerreißung der vorderen Kommissur am Blasenausgang) treten vergleichsweise häufig auf, so daß diese Therapieoption zu Recht nicht mehr eingesetzt wird.

6.2 Harnröhren-Stents

Harnröhren-Stents werden zur Schienung der prostatischen Harn-röhre eingelegt (Abb. 6-1). Erstmals wurde 1980 die intraprostati-sche Spirale, eine Art zirkuläre Feder aus rostfreiem Edelstahl, ver-

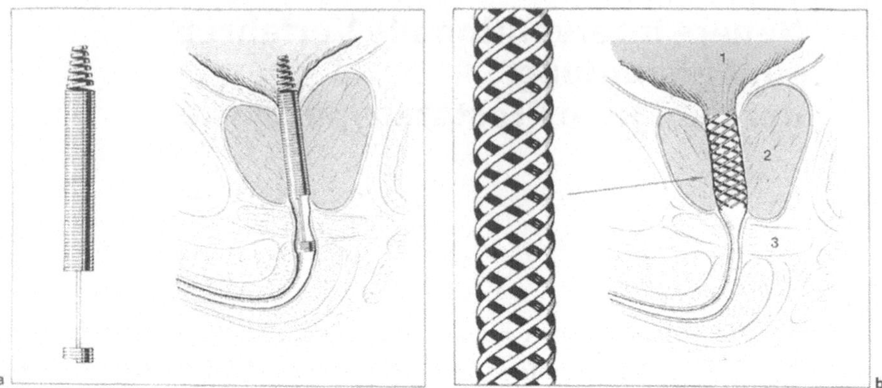

Abb. 6-1. Intraurethrale Schienungen zum Offenhalten des obstruierten Harnröhrenlumens bei benigner Prostatahyperplasie. a) Intraprostatische Spirale; b) Stent aus einem Geflecht eines platinbeschichteten Metalls oder Titan. 1=Blase, 2=Prostata, 3=Sphincter externus urethrae. (Aus Jocham u. Miller 1994)

wendet. Anfang der 90er Jahre wurden Stents aus einem Geflecht eines platinbeschichteten Metalls oder aus Titan appliziert, um so die prostatische Urethra offenzuhalten (Gottfried et al. 1995; Jocham u. Miller 1994). Die Effektivität der Schienungen in Bezug auf Verbesserungen der Miktionsbeschwerden wurde sehr unterschiedlich beurteilt; die Erfolgsraten lagen zwischen 37 und 87%. Allerdings klagte ein Großteil der Patienten nach Stent-Applikation dauerhaft über vermehrten Harndrang. Bei den ersten Stents traten auch Inkrustationen und Dislokationen auf. Wallstents aus einem platinbeschichteten Metallgeflecht sind nach 69 Monaten vollständig epithelialisiert und können nicht mehr inkrustieren und dislozieren (Kirby et al. 1991). Von Gottfried und Mitarbeitern (1995) wurden thermosensitive Stents vorgestellt, die in der Harnröhre expandieren und sich problemlos wieder entfernen lassen. Trotz weiterer Verbesserungen ist die Behandlung mit Stents kein allgemein empfehlenswertes und routinemäßig anwendbares Verfahren. Harnröhrenschienungen sind bestenfalls in Einzelfällen angezeigt.

6.3   Thermoverfahren

Die Thermoverfahren stellen eine große Gruppe der alternativen interventionellen Behandlungsformen bei BPH dar. Durch Kälte- oder Wärmezufuhr wird mit einer im Vergleich zur konventionellen Resektion erheblichen Latenz eine Gewebeschädigung (im Sinne von Nekrosen des hyperplastischen Prostatagewebes) angestrebt. Der Gewebsuntergang soll die subvesikale Obstruktion, damit auch die Miktionsbeschwerden, verringern oder sogar beseitigen und zwar ohne erhebliche Invasivität bei nur geringen Nebenwirkungen.

6.3.1   Kryotherapie

Die Kryotherapie ist eine alte Therapieoption, welche allerdings vor Jahren wegen Ineffektivität und Komplikationen (Nekrosen von Harnröhre und umliegenden Geweben, Rektumfisteln, schweren Infektionen) verlassen wurde. Dieses umstrittene Verfahren findet heute in wenigen urologischen Zentren eine gewisse Renaissance, aber nur in der Behandlung des Prostatakarzinoms.

6.3.2   Lokale Hyperthermie

1985 berichtete eine israelische Arbeitsgruppe (Yerushalmi et al.) erstmals über die lokale Mikrowellen-induzierte Überwärmungsbehandlung bei der Prostatahyperplasie. Heute gibt es eine Vielzahl von Geräten zur transurethralen oder transrektalen örtlichen Überwärmung der Prostata (Abb. 6-2). Die Dauer der Wärmeanwendung liegt mehrheitlich bei einer Stunde, wobei der Eingriff mehrfach wiederholt werden kann; in der Regel werden mehrere Sitzungen durchgeführt. Verwendet wird hochfrequenter Strom des Mikrowellenbereiches. Die erreichte Gewebetemperatur liegt zwischen 42 und 44 °C. Aufwendige computergesteuerte Systeme kontrollieren das Wärmeniveau im Zielgebiet. Wärmeapplikationsmethodik und

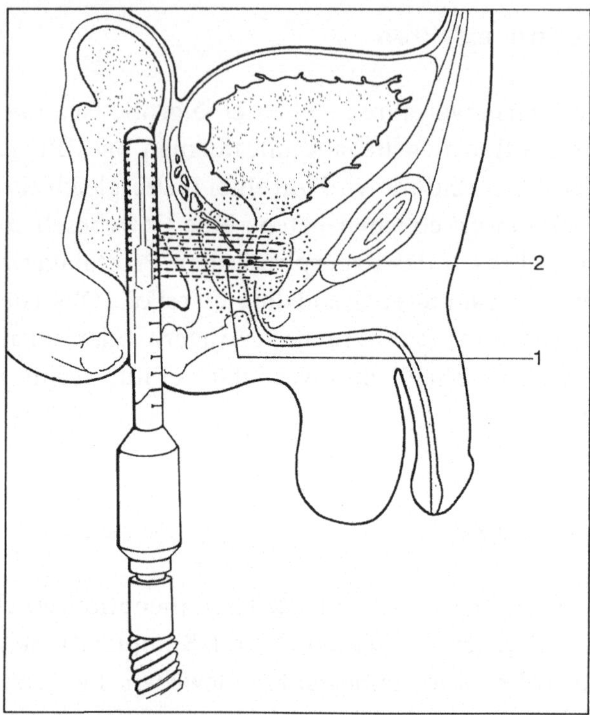

Abb. 6-2. Transrektale lokale Hyperthermie mit Applikator im Rektum und Temperaturmessung in der Prostata (1) und in der Harnröhre (2). Schematische Darstellung des Strahlungsfensters (in Anlehnung an Eickenberg 1990). (Aus Jocham u. Miller 1994)

komplizierte Temperaturkontrollen erklären die hohen Anschaffungskosten der Geräte und somit auch die hohen Therapiekosten.

Erste Behandlungsergebnisse ließen eine günstige Beeinflussung der BPH-assoziierten Symptome erwarten. Bis zu zwei Drittel der Patienten berichteten von einer Reduktion der Miktionsbeschwerden. Allerdings wurden objektive urodynamische Parameter wie der maximale Harnfluß oder der Restharn nicht signifikant verändert. Nebenwirkungen treten in der Regel nicht auf, so daß diese Therapie noch gern, zumindest im ambulanten Bereich, eingesetzt wird. Der Streit um die Wirksamkeit der Hyperthermie ist aber inzwischen entschieden, die Hyperthermie wird als ein „sicheres, aber eigentlich wirkungsloses" Verfahren eingestuft.

6.3.3 Thermotherapie

Anders als bei der Hyperthermie werden bei den verschiedenen Formen der Thermotherapie wesentlich höhere Temperaturen (weit über 44 °C) erreicht. Die thermische Energie wird entweder transurethral, transrektal oder interstitiell (TUNA, s. Kap. 6.3.3.2) vor Ort gebracht und führt zu Gewebsnekrosen unterschiedlichen Ausmaßes. Durch gleichzeitige „Koagulation" der Gefäße treten keine Blutungen auf; Komplikationen wie erheblicher, d. h. dann eventuell sogar Transfusions-bedürftiger Blutverlust, sind daher im Gegensatz zur konventionellen Prostataresektion die absolute Ausnahme. Infolge einer initialen Ödembildung im Prostatagewebe werden anfänglich keine Verbesserungen der Miktionsparameter festgestellt, sondern die Patienten erleiden sogar in bis zu 40% einen Harnverhalt, sofern dem nicht vorgebeugt wird. Zur sicheren Urinableitung und gleichzeitigen regelmäßigen Restharnbestimmung werden daher die Patienten post-interventionell mit einem suprapubischen Katheter (Zystostomie, s. Abb. 3-1) versorgt, der u. U. bis zu 3 Monaten liegen bleibt. Mit dieser Urinableitung kann durch regelmäßige Restharnbestimmung problemlos der Erfolg des Eingriffes überprüft werden.

6.3.3.1 Transurethrale Thermotherapie

Bei der transurethralen Mikrowellen-induzierten Thermotherapie (TUMT) (z. B. mit Einsatz des Prostatrons® oder des Dornier Urowave®) werden als Energiequelle Schallwellen im Frequenzbereich zwischen 900 und 1300 MHz verwendet. Eine Rektalsonde dient der Temperaturmessung und schaltet den „Heizmechanismus" ab, sobald die Temperatur im Rektum über eine das außer-prostatische Gewebe schädigende Temperatur (>42,5 °C) steigt. Die intraprostatischen Temperaturen betragen dann bis zu 55 °C. Mit diesen aufwendigen (computergestützten) Überwachungssystemen können so gezielt Nekrosen hervorgerufen werden.

Bei Temperaturen von 70 °C und höher spricht man heute von der „Hoch-Energie TUMT" (im Gegensatz zur niedrig-energetischen TUMT), mit der Erwartung einer besseren Effektivität (Roehrborn et al. 1998).

Mittlerweile liegen eine Vielzahl von Erfahrungsberichten vor (Ahmed et al. 1997; Hallin u. Berlin 1998; Nawrocki et al. 1997; Roehrborn et al. 1998). Die BPH-bedingten Miktionsprobleme sollen bei bis zu etwa zwei Drittel der Patienten gebessert werden, ein Einfluß auf objektive Parameter (wie Harnfluß, Restharn) ist bei bis zu einem Drittel der Patienten erkennbar. Aber es gibt auch kritische Stimmen, die auf die klare Überlegenheit der TUR-P hinsichtlich Verbesserungen der objektiven Parameter (z. B. Restharn) hinweisen (Ahmed et al. 1998). Der wesentliche Vorteil der TUMT-Therapie soll in geringeren Nebenwirkungsraten liegen (Roehrborn et al. 1998).

6.3.3.2 Interstitielle Thermotherapie:
Transurethrale Nadel-Ablation der Prostata (TUNA)

Durch transurethral eingeführte Nadeln wird mittels hochfrequenter Energie interstitiell Wärme appliziert (70–90 °C), so daß im Prostatagewebe Thermonekrosen auftreten.

Das TUNA-System besteht aus dem TUNA-Katheter, einer Optikvorrichtung und einem Hochfrequenzgenerator. Der TUNA-Katheter weist seitlich Nadeln auf, die entfaltet werden. Sie sind so zu drehen, daß sie in Richtung des zu behandelnden Gewebes zeigen. Um das Ausmaß der Abtragungsfläche zu kontrollieren, sind die Nadeln mit einer einziehbaren Schutzvorrichtung ummantelt. Schieberegler auf dem Katheterhandgriff ermöglichen das Vor- und Rückschieben der Nadeln und der Schutzvorrichtungen zum gezielten Setzen der Gewebedefekte. Zur weiteren Sicherheit vor zu tiefen oder nicht adäquaten Defekten befinden sich an der Spitze der Schutzvorrichtung und an der Spitze des Katheters Thermoelemente zur Temperaturmessung an der Läsionsstelle und an der prostatischen Harnröhre. Die visuelle Kontrolle durch die TUNA-Optik ermöglicht das exakte Positionieren des Katheters.

Auch bei der TUNA entstehen Gewebsnekrosen, die erst später abgestoßen werden, so daß auch hier erst nach einigen Wochen Verbesserungen der Symptome zu erwarten sind. Objektive und subjektive Miktionsparameter sollen nach drei Monaten deutliche Besserungen aufweisen, Langzeitergebnisse stehen allerdings noch aus (McCullough 1998; Ramon et al. 1997).

6. 4   Laserchirurgie

Heute existieren unterschiedliche Verfahren zur Lasertherapie: Besonders zu unterscheiden ist zwischen den verschiedenen Laserarten und den unterschiedlichen Formen der Applikation bzw. Positionierung der Lasersonden.

Zahlenmäßig am häufigsten kommen bei der BPH-Therapie Neodym (Nd)-YAG- oder neuerdings vermehrt auch Holmium-Laser-Fasern zum Einsatz. Ihre exakte Positionierung durch transrektale Ultraschallführung oder unter transurethraler Sichtkontrolle ermöglicht es, die Laser-Energie von der Harnröhre aus in die Prostata zu bringen. Andererseits kann die Laserenergie in das Gewebe der Prostata selbst eingebracht werden und dort interstitiell für thermische Nekrosen und gleichzeitige Blutstillung sorgen. Als Effekte treten also die Vaporisation (d. h. ein Austrocknen [Desickieren] und ein „Verkohlen" [Karbonisieren] des Gewebes) und zusätzlich die Koagulation auf.

6.4.1   Neodym (Nd)-YAG-Lasertherapie

6.4.1.1 Transurethrale ultraschallgesteuerte laserinduzierte Prostatektomie (TULIP)

Bei der transurethralen ultraschallgesteuerten laserinduzierten Prostatektomie (TULIP) wird unter rektaler Ultraschallkontrolle eine Nd-YAG-Lasersonde (z. B. Urolase®) transurethral durch die prostatische Harnröhre an das hyperplastische Prostatagewebe geführt. Bevorzugt erfolgt die Abstrahlung der Laserenergie in einem Winkel von 90° (sog. Side-fire-Technik). Mit dem Verfahren wird das prostatische Gewebe erwärmt, sekundär kommt es zur Vaporisierung und Nekrosebildung. Befürworter dieser Technik schätzen die TULIP als sicheres, nebenwirkungsarmes und besonders schnell erlernbares Verfahren ein. Auch liegen z. T. Ergebnisse vor, die dem Vergleich mit der transurethralen Resektion Stand halten sollen (Babayan 1995; McCullough 1998).

6.4.1.2 Visuelle Laserablation der Prostata (VLAP)

Bei der visuellen Laserablation der Prostata (VLAP) (Synonym: transurethrale Laser-Ablation der Prostata [TULAP]) wird die Sonde (z. B. UltraLine®) unter Sicht über einen normalen Endoskopschaft exakt positioniert. So soll insbesondere eine Schädigung des willkürlichen Sphincter urethrae externus mit konsekutiver Harninkontinenz, die bei der TULIP (durch nicht korrektes Plazieren der Sonde) möglich erscheint, ausgeschlossen werden. Über die Wertigkeit des Verfahren liegen unterschiedliche Daten vor (Bruskewitz et al. 1998; McCullough 1998; Miller et al. 1997); zumindest sollen multimorbide alte Patienten von diesem minimal-invasiven Behandlungsverfahren profitieren.

6.4.1.3 Interstitielle Laserkoagulation (ILK)

Bei der interstitiellen Laser-Thermo-Koagulation (ILK) erfolgt die Laserapplikation über spezielle perineal direkt in das Prostatagewebe eingeführte Sonden. Der Vorteil der Technik mit dem perinealen Zugang gegenüber der transurethralen Therapievariante TULIP ist die Schonung der urethralen Schleimhaut.

6.4.2   Holmium-YAG-Laser-Resektion der Prostata (HoLRP)

Holmium-YAG-Lasersysteme werden schon seit längerer Zeit zur effektiven Gewebsablation in anderen medizinischen Bereichen verwendet. Mittlerweile gibt es auch größere Erfahrungen mit der Holmium-Laser-Gewebsablation bei Patienten mit benigner Prostatahyperplasie (Kabalin et al. 1997). Anders als bei den bisher geschilderten neuen interventionellen Verfahren wird mit der Holmium-Lasertherapie tatsächlich sofort Prostatagewebe abgetragen. Im Idealfall entsteht eine Resektions-ähnliche Prostataloge mit sofortiger Besserung der Miktionssymptome bei gleichzeitiger Beibehaltung der Laser-Vorteile. Das Verfahren steckt in der Entwicklung. Auch werden aktuell Holmium- und Elektroresektion gleichzeitig für eine optimale Beseitigung der subvesikalen Obstruktion mit Nutzung der Vorteile beider Verfahren angewandt. Sobald längere und größere Nachbeobachtungen für die HoLRP vorliegen, wird über die Wertigkeit dieser Behandlungsform bei BPH zu entscheiden sein.

6.4.3   Beurteilung der Laserverfahren bei der BPH-Behandlung

Für alle Verfahren unter Einsatz des Neodym-YAG-Lasers gilt eine Wartezeit von etwa 3 Monaten, bis die Laser-induzierten Effekte (Nekrosen) sich voll ausgeprägt haben. Post interventionem benötigen die Patienten daher einen suprapubischen Katheter zur sicheren Urinableitung (s. Abb. 3-1), da während der Nekrosenresorption und -abstoßung Miktionsprobleme bis zum Harnverhalt auftreten können.

Nachuntersuchungen weisen auf eine ca. 50%ige Reduktion der Symptomenscores und eine leichte Verringerung des Prostatavolumens um etwa 17% hin (Miller et al. 1997; McCullough 1998; Muschter u. Hofstetter 1997).

Der Therapieerfolg bei einer Holmium-Lasertherapie ist noch nicht sicher abzuschätzen, weitere Erfahrungen sind notwendig.

Die Vorteile dieser Verfahren bestehen in der einfacheren Erlernbarkeit im Vergleich zu den operativen konventionellen Verfahren und dem Fehlen schwerer Nebenwirkungen (keine Überwässerung; kein TUR-Syndrom, s. Kap. 5.2.3.4) sowie besonders der Reduktion der perioperativen Blutungen (keine Transfusionen).

In der Effektivität ist der Laser-Einsatz zumindest bisher der konventionellen Resektion klar unterlegen. Allerdings sind kontrollierte und längere Nachbeobachtungszeiten an größeren Patientenkollektiven zur endgültigen Bewertung der Laser-Verfahren abzuwarten. Auch liegen noch keine eindeutigen bzw. endgültigen Daten zu Kombinationsbehandlungen vor.

6.5   High intensity focused ultrasound (HIFU)

Als HIFU bezeichnet man fokussierten Ultraschall hoher Intensität; durch rektale Anwendung kann damit berührungsfrei Prostatagewebe zerstört werden. Erste Ergebnisse über die Wertigkeit dieses

Verfahren liegen vor (McCullough 1998; Sullivan et al. 1997). Über die tatsächliche Effektivität dieses Verfahrens läßt sich noch kein Urteil abgeben.

6.6 Elektrovaporisation der Prostata (EVAP)

Eine weitere Neuerung bei der invasiven BPH-Behandlung stellt die Elektrovaporisation der Prostata (EVAP) dar (mit der VaporTrode®). Vaporisation bedeutet desickieren (austrocknen) und karbonisieren (verbrennen/verkohlen). Im Prinzip stellt die Vaporisation nur eine Modifikation der konventionellen Prostataresektion dar. Während bei der konventionellen Resektion dünne Resektionsschlingen verwendet werden und der Vaporisationseffekt gering, bzw. der Schneideeffekt stark ausgeprägt ist, sind die Verhältnisse bei der Vaporisation gerade umgekehrt: Bei der großvolumigen Elektrode, wie z. B. dem Rollerball, ist der Vaporisationseffekt groß, der Schneideeffekt und damit der Volumenabtrag gering.

Die Effektivität der Vaporisation ist noch nicht sicher einzuschätzen. Im Vergleich zur Laserbehandlung (mit Ausnahme der Holmium-Laser-Therapie) erscheint mit der EVAP der sofortige Gewebsabtrag vorteilhaft; die postoperativen Probleme (insbesondere das Problem des verzögerten Wirkungseintrittes) werden reduziert, ebenso die Kosten. Vergleicht man das Verfahren zur bekannten und bewährten konventionellen Prostataresektion, wird mit der Vaporisation nach den bisherigen Erfahrungen eine bessere Blutstillung und somit ein geringerer Blutverlust erzielt. Das TUR-Syndrom (s. Kap. 5.2.3.4) tritt bei der EVAP wesentlich seltener auf. Hauptnachteile (im Vergleich zur konventionellen Resektion) sind der zur Volumenreduktion erforderliche hohe Energiebedarf (5–7fach höher als bei der normalen TUR-P) und die fehlende Möglichkeit, Gewebe zur histologischen Untersuchung zu gewinnen. Daher gibt es Operateure, die beide Verfahren, konventionelle TUR-P und EVAP kombiniert einsetzen.

6.7 Zusammenfassende Beurteilung der interventionellen Behandlung der benignen Prostatahyperplasie

Bei den neuesten interventionellen BPH-Therapieverfahren geht man im allgemeinen von Änderungen des Symptomenscores, Verbesserungen des Harnflusses und von einer Abnahme des Restharnes aus. Nach entsprechender Wartezeit bessern sich die Miktionsbeschwerden, viele objektive Parameter ändern sich zwar, jedoch nur wenig (z. B. der maximale Harnfluß steigt lediglich von 7 auf 12 ml/s). Selbst bei statistisch signifikanter Änderung der Parameter kann das tatsächliche Ergebnis nicht befriedigend sein: Der Patient verspürt zwar subjektiv gewisse Verbesserungen, aber die notwendigen Veränderungen der objektivierbaren Parameter mit echter Beseitigung der subvesikalen Obstruktion (Normalisierung des maximalen Harnflusses auf mindestens 15 ml/s) werden nicht erzielt.

Als Vorteile werden besonders das leichte Erlernen der neuen Verfahren sowie deren geringe Nebenwirkungsraten angeführt (Roehrborn et al. 1998). Als Nachteile sind speziell die insgesamt schlechteren Ergebnisse im Vergleich zur transurethralen Prostataresektion zu nennen. Einige neue Verfahren (Rotoresektion, EVAP) stellen jedoch vielversprechende Ansätze dar, deren Entwicklung verfolgt werden muß. Alle Behandlungsoptionen werden in ihrer Wertigkeit auch erst bei Nachbeobachtungen über längere Zeiträume exakter beurteilt werden können.

6.8 Zusammenfassende Beurteilung aller Therapiemöglichkeiten (der medikamentösen und der interventionellen Behandlung) der benignen Prostatahyperplasie

In der wissenschaftlichen Literatur wird immer wieder der Versuch unternommen, die verschiedenen Behandlungsverfahren sowohl medikamentös als auch interventionell zu vergleichen (Tabelle 6-1) (Zumbé et al. 1998). Vergleicht man die Ergebnisse der teils auch

Tabelle 6-1. Ergebnisse alternativer Behandlungsverfahren bei BPH

Autor	Methode	IPSS	max. Harnfluss	Restharn	Prostata- volumen
Dahlstrand et al. 1993	TUMT	−50%	+52%	−30%	9,6%
Foster et al. 1994	FUS	−56%	+29%	−31%	∅
Madersbacher et al. 1995	FUS	−50%	+50%	−55%	∅
Muschter et al. 1993	ILK	−76%	+130%	−87%	−35%
Gormley et al. 1994	Finasterid	−50%	+30%	∅	−27%
Jardin et al. 1991	Alfuzosin	−42%	+12%	−36%	∅
Schulman et al. 1995	TUNA^{TM}	−69%	+58%	−49%	∅
Zumbé 1998	TUNA^{TM}	−50%	+63%	−75%	∅

TUMT: Transurethrale Mikrowellen-Thermotherapie, *FUS*: Fokussierte Ultraschallbehandlung, *ILK*: Interstitielle Laserkoagulation, *TUNA*: Transurethrale Nadelablation

ambulant verwendbaren Therapieoptionen, wie Thermotherapie oder Lasertherapie, mit denen der medikamentösen Behandlung, so finden sich für den Symptomenscore IPS, den maximalen Harnfluß und/oder den Restharn weithin ähnliche Resultate. Einschränkend muß allerdings zumindest für die medikamentöse Therapie gesagt werden, daß Verbesserungen der subjektiven, aber auch der objektiven Parameter manchmal keine signifikanten Unterschiede zur Plazebo-Gruppe aufweisen. Zudem sind die Daten aufgrund unterschiedlicher Bedingungen (Patientenselektion, Dauer der Therapie, Zeitraum der Nachsorge usw.) nur beschränkt vergleichbar und damit aussagefähig.

Die bisherigen Erfahrungen waren auch Anlaß, kombinierte Behandlungen anzuwenden. Aber auch hier gibt es noch nicht genügend Daten für eine abschließende Beurteilung, ob ein Patient tatsächlich von einer medikamentösen und gleichzeitig interventionellen Therapie profitiert. Bei einer polypragmatischen Behandlungsstrategie steigen dagegen mit Sicherheit die Kosten (Zumbé et al. 1998).

6.9   Weiterführende Literatur

Ahmed M, Bell T, Lawrence WT, Ward JP, Watson GM (1997) Transurethral microwave thermotherapy (Prostatron version 2.5) compared with transurethral resection of the prostate for the treatment of benign prostatic hyperplasia: A randomized controlled, parallel study. Br J Urol 79:181–185

Babayan RK (1995) Transurethral ultrasound-guided laser-induced prostatectomy(TULIP). Past, present and future. J Endourol 9:141–144

Bruskewitz R, Issa MM, Roehrborn CG, Naslung MJ, Perez-Marrero R, Shumaker BP, Oesterling JE (1998) A prospective randomized 1-year clinical trial comparing transurethral needle ablation to transurethral resection of the prostate for the treatment of symptomatic benign prostatic hyperplasia. J Urol 159:1588–1594

Cornfield A, Biyani CS, Powell CS (1998) Transurethral incision of the prostate using Holmium – YAG: Catheterless procedure. J Urol 159:1229–1231

Eickenberg HU (1990) Hyperthermie der Prostata. Urologe B 30:16

Gottfried HW, Schirmers HP, Gschwend J, Hautmann R (1995) Erste Erfahrungen mit dem Thermotermstent in der Behandlung der benignen Prostatahyperplasie. Urologe A 34:110–118

Hallin A, Berlin T (1998) Transurethral microwave thermotherapy for benign prostatic hyperplasia: Clinical outcome after 4 years. J Urol 159:459–464

Jocham D, Miller K (1994): Praxis der Urologie (2 Bände). Georg Thieme-Verlag, Stuttgart New York

Kabalin JN, Mackey MJ, Cresswell MD, Fraundorfer MR, Gilling PJ (1997) Holmium – YAG laser resection of the prostate (HoLRP) for patients in urinary retention. J Endourol 11:291–293

Kaplan SA, Laor E, Fatal M, Te AE (1998) Transurethral resection of the prostate versus transurethral electrovaporization of the prostate: A blinded, prospective comparative study with 1-year followup. J Urol 159:454–458

Kirby RS, Lui S, Eardley I, Miller PD, Christmas TJ (1991) The use of the ASI titanium intraprostatic stent in the treatment of acute retention due to benign prostatic hyperplasia. J Urol 145:148A

Miller J, Erkens U, Fischer C, Klotzer JP, Weidner W (1997) Transurethrale Laserablation der Prostata (TULAP) bei Hochrisikopatienten mit obstruktiver BPH. Perioperative Morbidität und 6-Monats-Ergebnisse bei 72 Patienten. Urologe A 36:165–172

McCullough DL (1998) Minimally invasive treatment of benign prostatic hyperplasia. In: Campbell's Urology. Walsh PC, Retik AB, Vaughan ED, Wein AJ (Hrsg.) W.B. Saunders Company Philadelphia, pp 1479–1509

Muschter R, Hofstetter A (1997) Thermocoagulation au laser de l'adenome de la prostate par voie interstitielle. Ann Urol Paris 31:27–37

Narayan P, Tewari A, Schalow E, Leidich R, Aboseif S, Cascione C (1997) Transurethral evaporisation of the prostate for treatment of benign prostatic hyperplasia: Results in 168 patients with up to 12 months of follow up. J Urol 157:1309–1312

Nawrocki JD, Bell TJ, Lawrence WT, Ward JP (1997) A randomized controlled trial of transurethral microwave thermotherapy. Br J Urol 79:389–393

Ramon J, Lynch TH, Eardley I, Ekman P, Frick J, Jungwirth A, Pillai M, Wiklund P, Goldwasser B, Fitzpatrick JM (1997) Transurethral needle ablation of the prostate for the treatment of benign prostatic hyperplasia: A collaborative multicentre study. Br J Urol 80:128–135

Roehrborn CG, Preminger G, Newhall P, Denstedt J, Razvi H, Chin J, Perlmutter A, Barzell W, Whitmore W, Fritzsch R, Sanders J, Sech S, Womack S (1998) Microwave thermotherapy for benign prostatic hyperplasia with the Dornier Urowave: Results of the randomized, double blind, multicenter, sham-controlled trial. Urology 51:19–28

Sullivan LD, McLoughlin MG, Goldenberg G, Gleave ME, Marich KW (1997) Early experience with high-intensity focused ultrasound for the treatment of benign prostatic hypertrophy. Br J Urol 79:172–176

Yerushalmi A, Fishelovitz Y, Singer D, Reiner I, Arielly A, Abramovici Y, Catsenelson R, Levy E, Shani A (1985) Localized deep microwave hyperthermia in the treatment of poor operative risk patients with benign prostatic hyperplasia. J Urol 133:873–878

Zumbé J, Braun M, Korte D, Engelmann U (1998) Die transurethrale Nadelablation (TUNA) der Prostata. Ein alternatives, minimal-invasives Behandlungskonzept der BPH. Akt Urol 29:62–66

Zwergel U (1993) Benigne Prostatahyperplasie: Was bringen neue Therapieformen? Med Welt 44:64–68

Zwergel U, Zwergel Th, Ziegler M (1994) Laserbehandlung bei Prostataadenom. Saarl Ärzteblatt 7:329–331

7 Hinweise für Patienten

Bis zum Mittelalter glaubte man, daß Erkrankungen wie Gicht oder Geschlechtskrankheiten, aber auch Erkältungen, Reiten oder sitzende Tätigkeiten ursächlich mit der Vergrößerung der Vorsteherdrüse (Fachbegriff: die Prostata) in Verbindung stehen. Lange gab es keine effektive Behandlung für Patienten mit Prostatavergrößerungen. Erst ab Mitte des 19. Jahrhunderts konnten Patienten mit gutartiger Vergrößerung der Vorsteherdrüse operiert werden. Die Erfolge der Prostatachirurgie waren allerdings anfänglich begrenzt.

Der französische Politiker und Arzt Clemenceau faßte Ende des 19. Jahrhunderts seine Erkenntnisse dahingehend zusammen, daß er meinte, es gäbe in Frankreich zwei Dinge, die schwierig zu beherrschen sein: der Präsident der Republik und die Prostata. Zumindest letzteres Problem wurde mittlerweile ausführlich analysiert. Insbesondere aufgrund der vielfachen Therapiemöglichkeiten und speziell wegen der seit Jahren bewährten operativen Verfahren kann man davon ausgehen, daß heute bei der Behandlung der Prostatavergrößerung gute Lösungen gefunden sind.

7.1 Lage der Prostata und ihr feingeweblicher Aufbau. Gutartige und bösartige Prostataveränderungen

Lage
Die Vorsteherdrüse (Prostata) umgreift ringförmig die Harnröhre vom Blasenausgang bis zum äußeren Blasenschließmuskel bzw. bis zum Beckenboden. Sie befindet sich in einer strategisch wichtigen Lage. Jede Vergrößerung des Organs kann zu einer Behinderung des Harnflusses und damit zu einer Blasenentleerungsstörung führen, so daß die Patienten über Beschwerden beim Wasserlassen klagen.

Prostata-Aufbau

Die Prostata besteht aus unterschiedlichem Drüsengewebe, aber auch aus Muskel- und Bindegewebsanteilen. Man unterscheidet verschiedene Zonen. Die „innere Zone" besteht aus dem Drüsengewebe, das im fortschreitenden Alter des Mannes im Sinne einer gutartigen Wucherung wächst und dadurch für die Beschwerden beim Wasserlassen verantwortlich ist. Die „äußere Zone" bildet das eigentliche Prostata-Drüsengewebe, das mit zunehmender Vergrößerung der inneren Zone nach außen verdrängt wird. Ein Prostatakrebs (Prostatakarzinom) ist meist in der äußeren Zone zu finden.

Bildlich gesehen vergleicht man gern die Prostata mit einer Orange: die innere Zone entspricht dem Fruchtfleisch und die äußere Zone der Apfelsinenschale.

Benigne Prostatahyperplasie und Prostatakarzinom

Häufig entwickeln Männer im zunehmenden Alter eine gutartige Vergrößerung der Prostata. Diese ist von der im Alter auch zunehmend häufiger auftretenden bösartigen Prostataveränderung (Karzinom=Krebs) zu unterscheiden. Die gutartige Form der Prostatavergrößerung kann auch gleichzeitig mit einem Karzinom vorliegen bzw. entstehen.

In der Fachsprache wird von der benignen Prostatahyperplasie gesprochen; in früheren Lehrbüchern wurde häufig – wenngleich sprachlich und sachlich nicht ganz korrekt – der Begriff Prostataadenom verwendet. Der in vielen Büchern stehende Begriff der Prostatahypertrophie ist dagegen falsch.

7.2   Ursachen der Prostatavergrößerung

Heute ist man der Ansicht, daß Veränderungen im Stoffwechsel der Prostata selbst das Wachstum des Drüsengewebes im Alter bewirken, zumindest begünstigen. Dabei ist die Ausbildung der Vorsteherdrüsenvergrößerung ganz wesentlich abhängig vom Hormonstoffwechsel des Mannes.

Bedeutung des männlichen Hormons Testosteron

Das männliche Hormon Testosteron wird im Prostatagewebe unter Mitwirkung eines Enzymes (Fermentes), der sogenannten 5α-Reduktase, zu dem Testosteron-Abkömmling Dihydrotestosteron (abgekürzt: DHT) umgewandelt. Zusammen mit anderen Hormonen (auch weiblichen Hormonen – z. B. den Östrogenen), aber auch wachstumssteigernden Botenstoffen anderer Art, stellen die männlichen Hormone die entscheidenden Impulse für das Wachstum der Prostata dar. Auch gewisse Lebensgewohnheiten (Bewegungsarmut, Überernährung in der Wohlstandsgesellschaft) sollen die Größenzunahme der Prostata begünstigen. Die einzelnen Ursachen für die gutartige, aber auch die bösartige „Wucherung" der Prostata sind nicht bekannt und dürften auch noch nicht so schnell gänzlich geklärt werden.

Obgleich die Hormone sowohl das gutartige als auch bösartige Wachstum der Prostata fördern, unterscheidet sich die Behandlung der Prostatahyperplasie von der des Karzinoms erheblich (s. u.). Deshalb legt der behandelnde Arzt sehr großen Wert darauf, zwischen gutartiger und bösartiger Prostataerkrankung exakt zu unterscheiden, bevor eine Behandlung begonnen wird.

7.3   Beschwerden und Untersuchungen bei Prostatavergrößerungen

Beschwerden (Symptome)

Die Beschwerden (Symptome) bei einer Vorsteherdrüsenvergrößerung – seien sie durch gutartiges oder auch bösartiges Wachstum bedingt – können vielseitig sein. In der Fachsprache spricht man allgemein von Blasenentleerungsstörungen bzw. Miktionsstörungen (Miktion=Wasserlassen).

Die Patienten müssen häufiger Wasserlassen, besonders in der Nacht; die Zeit, die zum Wasserlassen erforderlich ist, verlängert sich. Entscheidende Merkmale des gestörten Wasserlassens sind also eine Abnahme des Harnstrahles, ein verzögerter Beginn der Miktion, stärkere Anstrengungen während des Wasserlassens („verstärktes Pressen") sowie Harnnachträufeln.

Die langsame Abnahme des Harnstrahls wird von dem Patienten häufig erst relativ spät bemerkt. Dies gilt u. U. auch bei erheblicher Vergrößerung der Prostata bzw. Verlegung des Blasenausganges. Allerdings können die Beschwerden auch schon (sehr) früh auftreten; dies trifft z. B. bei Patienten mit geringer Vergrößerung des Organs zu, bei denen dafür gleichzeitig ein verstärktes Wachstum des mittleren Prostata-Anteils (Lappens) vorliegt (s. Abb. 1-4).

Zusammenfassend muß darauf hingewiesen werden: Die geklagten Miktionsbeschwerden korrelieren häufig nicht unmittelbar mit der Größe der Prostata. Nicht jeder „Träger" einer gutartigen Vorsteherdrüsenveränderung entwickelt überhaupt Symptome.

Die gutartige Prostatavergrößerung kann, wenn sie länger besteht oder ausgeprägter ist, mit schwerwiegenden Befunden einhergehen:

- Hohe Restharnmengen (große Urinmengen, die nach (versuchter) Entleerung noch in der Blase bleiben und nicht entleert werden können),
- Harnverhalt (prallgefüllte Harnblase und völliges Unvermögen, Wasser zu lassen), bishin zum
- Nierenversagen (durch Schädigung der Nieren). Nach völligem „Ausfall" der Nieren kann in Ausnahme-Fällen sogar eine regelmäßige Dialyse („Blutwäsche") notwendig werden; die Befunde sind z. T. auch verbunden mit
- gefährlichen Entzündungen des Harntraktes.

Untersuchungen

Vor jeder Behandlung bedarf der Patient einer gründlichen Untersuchung. Hierzu gehören vor allem das Abtasten der Prostata (vom Enddarm aus, sog. rektale Untersuchung), die Urinuntersuchung, am besten auch Ultraschalluntersuchungen des Harntraktes (u. a. zur Beurteilung der Nieren sowie des Restharns).

Ganz besonders wichtig ist, zwischen gutartiger und bösartiger Veränderung der Vorsteherdrüse zu unterscheiden. Dies erfolgt durch die genannte rektale Untersuchung der Prostata und wird ergänzt durch einen Laborbefund (PSA=Prostataspezifisches Antigen), der am besten Auskunft über das mögliche Vorliegen eines Karzinoms geben kann. Allerdings läßt ein erhöhter PSA-Wert nicht den Schluß zu, daß es sich tatsächlich um ein Karzinom handelt. Beispielsweise kann die Einnahme von Medikamenten eine PSA-Erhöhung vortäuschen (s. auch Tabelle 2-6).

Besteht der Verdacht auf eine bösartige Prostataveränderung, tragen weitere Untersuchungen (z. B. eine Gewebsprobe aus der Prostata) zur Klärung der tatsächlich vorliegenden Erkrankung bei. Nur wenn auf diese Weise (d. h. durch rektale Untersuchung, PSA-Bestimmung und Prostatagewebsprobe) rechtzeitig der Prostatakrebs entdeckt wird, kann der Patient mit entsprechender Behandlung geheilt werden!

Die rektale Untersuchung, die PSA-Bestimmung sowie zusätzliches Fahnden nach Dickdarmkrebs (Untersuchung von Blutspuren im Stuhl – Hämocult) sind wesentliche Bestandteile der Vorsorgeuntersuchung. Allerdings gehen nur etwa 10% der Vorsorge-berechtigten Männer (ab dem 45. Lebensjahr) zu dieser jährlichen (ungefährlichen und von der Krankenkasse getragenen) Routineuntersuchung.

7.4   Behandlung bei gutartiger Prostatavergrößerung

7.4.1   Medikamenten-Behandlung
bei gutartiger Prostatavergrößerung

Obwohl in der Presse häufig anderslautende Versprechungen besonders in Anzeigen zu finden sind, kann die gutartige Prostatavergrößerung zur Zeit nur durch eine Operation sicher beseitigt werden. Eine endgültige „Heilung" ist derzeit mit Medikamenten nicht möglich. Allerdings können Arzneimittel Beschwerden beim Wasserlassen zumindest zeitweise verbessern.

Die Wahl der Behandlung eines Patienten mit Prostatahyperplasie orientiert sich einerseits an dem Ausmaß der Vorsteherdrüsenvergrößerung, andererseits ganz besonders an den Beschwerden des Patienten. Dies war auch Anlaß Fragebögen zu entwickeln, um genaue Informationen über die Symptomatik (die verschiedenen Beschwerden beim Wasserlassen) zu erhalten. Der Patient sollte diese Bögen exakt ausfüllen, damit zusammen mit einigen Untersuchungsergebnissen eine möglichst gut angepaßte Behandlung sich anschließen kann.

Änderungen der Lebensgewohnheiten

Geringe Beschwerden einer Prostatahyperplasie lassen sich in einigen Fällen durch ballaststoffreiche, ausgewogene Ernährung, Stuhlregulation, körperliche Bewegung und Balneotherapie („Bewegungsbäder") günstig beeinflussen. Wenn keine spezielle Behandlung erfolgt, wird gern vom „watchful waiting" gesprochen. Arzt und Patient beobachten dann den Krankheitsverlauf sorgfältig, um ggf. eine notwendig werdende Behandlung rasch und vor Eintritt von Komplikationen einleiten zu können.

Pflanzliche Mittel

In den Frühstadien werden eher Medikamente verordnet. In Deutschland handelt es sich meist um pflanzliche Präparate, sogenannte Phytopharmaka (s. Abb. 3-2). Dabei soll nicht unerwähnt bleiben, daß in den meisten anderen Ländern Europas, aber auch weltweit die Therapie mit diesen Phytopharmaka nicht bekannt ist oder zumindest nicht breit eingesetzt wird.

Liegt ein Frühstadium vor, können mit dieser Behandlung die subjektiven Störungen der Harnentleerung verringert werden. Insbesondere läßt sich eine zusätzliche (eventuell entzündliche) Schwellung der Prostata günstig beeinflussen.

α-Rezeptoren-Blocker

Aktuell werden bevorzugt die sog. α-Rezeptoren-Blocker verordnet. Hiermit sollen insbesondere die Muskelanteile in der Prostata günstig beeinflußt werden. Besonders Beschwerden wie häufiges Wasserlassen und Harnnachträufeln können so gelindert werden. Die neuesten Präparate (z. B. Omnic®, Alna®) sollen dabei die besten Wirkungen und die geringsten Nebenwirkungen aufweisen.

5α-Reduktasehemmer

Eine Hemmung des männlichen Hormonstoffwechsels (mit einem Hemmstoff der 5α-Reduktase) verlangsamt das Wachstum der Prostata; die Prostatavergrößerung wird so verringert. Doch hat ein solcher Hormonhemmstoff (Finasterid, Proscar®) die hohen Erwartungen deutlicher Verbesserungen beim Wasserlassen nicht regelmäßig und eindeutig erfüllt. Außerdem tritt die Wirkung erst nach Monaten ein, so daß erhebliche Geduld des Patienten bis zu einem „Behandlungserfolg" aufgebracht werden muß.

7.4.2 Operative Eingriffe bei gutartiger Prostatavergrößerung

Bei der jahrzehntelang bewährten operativen Behandlung sind zwei Verfahren zu unterscheiden: möglich ist ein Vorgehen durch die Harnröhre (transurethrale Resektion der Prostata, kurz auch als TUR-P bezeichnet) oder die chirurgische Beseitigung der gutartig vergrößerten Vorsteherdrüse durch einen Bauchschnitt.

Transurethrale Prostataresektion

Die Entfernung der gutartigen Prostatavergrößerung durch die Harnröhre ist heute das bevorzugte Verfahren (s. Abb. 5-2). Ein Instrument von etwa Bleistiftdicke wird in die Harnröhre eingeführt, ein Eingriff, der einer Blasenspiegelung ähnelt. Der Eingriff ist nicht schmerzhaft, da er immer in Narkose erfolgt. Am günstigsten wird eine „Teilnarkose" gewählt (in der Umgangssprache gern „Rückenmarksnarkose" genannt), d. h. eine Narkose, die auch bevorzugt zur Schmerzlinderung bei der Geburt eines Kindes vorgenommen wird.

Die Vorsteherdrüse wird unter Flüssigkeitsspülung mit Hilfe einer sogenannten elektrischen Schlinge unter Sicht „scheibchenweise abgehobelt". Die so entstandenen „Schnipsel" („Späne") werden in der Regel zunächst in die Blase gespült. Sobald die Blase während des Eingriffes gefüllt ist (und dies erfolgt durch die notwendige Flüssigkeitsspülung sehr rasch), werden die Späne mit der Flüssigkeit durch das Instrument immer wieder herausgespült und damit die Blase gleichzeitig entleert. Alternativ kann die Blasen-Drainage während der Operation kontinuierlich auch durch ein zusätzliches „Abflußrohr", das am Anfang der Operation durch die Bauchdecke in die Blase eingelegt wurde, durchgeführt werden; die Spülflüssigkeit mit den Spänen kann dann dauernd abgesaugt werden.

Offene Operation der Prostatavergrößerung

Bei den sog. offenen Operationsverfahren (mit Bauchschnitt) wird die Prostatahyperplasie durch die Blase oder direkt von der Prostatakapsel aus (ohne Harnblaseneröffnung) herausgeschält und entfernt (s. Abb. 5-4 und 5-5).

Blasenkatheter nach der Operation

Nach der Operation – sei sie auf transurethralem oder offen-chirurgischem Weg erfolgt – wird der Urin für ein bis mehrere Tage über einen Katheter abgeleitet. Der Blasenkatheter, der in der Regel durch die Harnröhre eingelegt wird, ist notwendig, um den meist noch blutigen Urin sowie Blutgerinnsel und Gewebsreste sicher abzuleiten. Ohne eine solche Urindrainage würde der Patient mit hoher Wahrscheinlichkeit einen schmerzhaften Harnverhalt (d. h. eine voll gefüllte Blase, die nicht entleert werden kann) entwickeln.

Ergebnisse der bewährten Prostata-Operationen

Mit den bewährten Operationsverfahren werden sehr gute Ergebnisse bezüglich des späteren Wasserlassens erzielt. Allerdings bergen die genannten Eingriffe, wie alle Operationen, auch einige, wenngleich selten eintretende Gefahren und Komplikationen (u. a. Blutverlust, Notwendigkeit von Bluttransfusionen, unwillkürlicher Urinverlust s. u.). Über die möglichen Komplikationen und die operativen Auswirkungen wird der Patient vor der Operation ausführlich aufgeklärt.

Neue instrumentelle Behandlungsverfahren

Einige wenig bewährte Behandlungsmöglichkeiten (Harnröhren-Spirale, Prostatasprengung mittels Ballon-Katheter) sind bereits wieder verlassen worden. Bei den neueren instrumentellen Methoden nutzt man in der Regel den Effekt der Überwärmung des Gewebes (u. a. durch Mikrowelle oder durch Laserstrahlen). Ziel ist die Zerstörung des Gewebes, das sodann im Laufe von Tagen bis Wochen als Gewebsstücke (-fetzen) mit dem Urin ausgeschieden wird. Mittlerweile gibt es eine Vielzahl von Modifikationen und Weiterentwicklungen. Sie tragen häufig wohlklingende Namen (TUMT=transurethrale Mikrowellen-induzierte Thermotherapie;

TUNA=transurethrale Nadelablation der Prostata; VLAP=visuelle Laserablation der Prostata). Bewertet man den aktuellen Wissensstand, so sind der Einsatz von neueren Laser-Systemen (Holmium-Laser), ebenso wie die Veränderungen der Hochfrequenztechnik (Weiterentwicklung der bekannten Prostataresektion, sog. EVAP) vielleicht am vielversprechendsten. Allerdings sind bei der Kürze der bisherigen Erfahrungen abschließende Beurteilungen noch nicht möglich (s. nächster Absatz).

Viele Patienten glauben, daß mit den neuen Methoden immer ein Fortschritt der Behandlung erzielt wird. Sie verbinden mit dem neuen Verfahren gleichzeitig eine verbesserte und effektivere Methode. Doch der Patient muß wissen, daß insgesamt die Erfahrungen mit den neuen Verfahren noch zu gering sind, um ihre Wirksamkeit genau einschätzen zu können. Der wesentliche Vorteil dieser neuen Methoden besteht in den (meist) geringeren Komplikationsraten im Vergleich zu denen der lang bekannten Prostataoperationen (vgl. Tabelle 5-1). Allerdings wurde bereits darauf hingewiesen, daß bei der transurethralen Operation die Gefahren und Komplikationsraten ohnehin auch gering sind. Der wesentliche Nachteil der neuen Methoden ist bisher in den geringeren Erfolgsraten zu sehen (schlechtere Ergebnisse, betrachtet man die Zufriedenheit der Patienten und geringere Befundverbesserungen bei der Miktion).

7.4.3 Folgen und Komplikationen der transurethralen und offen-chirurgischen Prostataoperationen sowie deren Behandlungen

Vermehrter Harndrang

Nach der Entfernung des Blasenkatheters klagt eine Vielzahl von Patienten anfangs über Brennen beim Wasserlassen sowie einen häufigen Harndrang. Dies kann auf einer Blasenentzündung beruhen. Ist die Ursache des vermehrten Harndranges eine solche Harnwegsinfektion, wird mit einem Antibiotikum behandelt. Außerdem ist auf eine ausreichende Flüssigkeitszufuhr (reichliches Trinken) zu achten.

Häufiger handelt es sich allerdings nur um („normale") Reizerscheinungen der Blase, die typischerweise nach solchen Eingriffen mit einem Endoskop auftreten können. Dann helfen krampflösende, zum Teil auch pflanzliche Präparate und Tees bzw. spezielle blasenberuhigende Medikamente (s. Kap. 8).

Die genannten Beschwerden treten übrigens gleichfalls nach anderen instrumentellen Behandlungen der Prostata auf.

Auswirkungen auf den Alltag

Die Herausnahme der gutartigen Vorsteherdrüsenvergrößerung führt keinesfalls zur „Vergreisung" oder zu einem Leistungsknick. Das Gegenteil ist sogar häufiger der Fall. Viele Patienten leben nach der Operation „auf", weil sie ohne Probleme Wasserlassen können und z. B. die Nachtruhe nicht mehr gestört ist.

Potenzstörungen

Von besonderem Interesse ist auch die Frage nach dem Sexualleben im weiteren Verlauf nach einer Prostataoperation. Im Normalfall bleibt die Fähigkeit, den Geschlechtsverkehr auszuüben, unbeeinträchtigt. Es wird also derselbe Zustand wie vor der Operation sein. Allerdings muß immer beachtet werden, daß sich infolge des fortgeschrittenen Alters der meisten Patienten und der dadurch bedingten natürlichen Potenzminderung das Sexualleben verändern kann (abschwächt).

Auf eine Besonderheit im Sexualleben des Mannes nach der operativen Entfernung der gutartigen Vorsteherdrüsenvergrößung ist allerdings hinzuweisen: Bei den meisten Patienten entleert sich nach der Operation (sowohl nach der transurethralen Resektion als auch nach dem offenen Eingriff mit Bauchschnitt) beim Geschlechtsverkehr die Samenflüssigkeit nicht mehr aus der Harnröhre, sondern „geht den Weg des geringsten Widerstandes", d. h. der Samenerguß erfolgt in die Harnblase. Diese Veränderung beeinträchtigt das sexuelle Empfinden nicht. Das Ausbleiben des normalen Samenergusses bedeutet aber andererseits auch nicht, daß keine Samenfäden mehr den normalen Weg über die Harnröhre nehmen und damit bei ungeschütztem Geschlechtsverkehr eine Schwangerschaft nicht eintreten kann. Maßnahmen gegen eine unerwünschte Schwangerschaft dürfen daher nicht außer Acht gelassen werden.

Komplikationen nach der transurethralen und offen chirurgischen Behandlung der gutartigen Prostatavergrößerung
Bei den Komplikationen sind zunächst größere Blutungen während des Eingriffs oder auch nach der Operation zu nennen, so daß der Patient eventuell Bluttransfusionen bekommen muß. Eine Transfusion von einem fremden Blutspender kann (in der Regel) dadurch umgangen werden, daß der Patient vor der geplanten Operation eigenes Blut spendet und für sich „reserviert", um dieses Blut erforderlichenfalls zu erhalten. Durch die Eigenblutspende kann u. a. die Übertragung von Krankheitserregern (Hepatitis=Leberentzündung, AIDS) vermieden werden.

Nach der Operation können die Patienten über unwillkürlichen Harnabgang klagen. Kurz nach dem Eingriff ist das Symptom des vermehrten Harndranges bishin zu nicht unterdrückbarem Urinabgang häufig und darf auch nicht als Komplikation gewertet werden. Es ist vielmehr als „normale" Reizung bzw. Reaktion des Körpers zu verstehen. Dieser vermehrte Harndrang oder dieser unwillkürliche Urinverlust verschwindet, wenn kein Harnwegsinfekt mehr besteht. Er verschwindet auch, wenn die „Blasenkrämpfe" als natürliche Reizerscheinungen nach der Operation nicht mehr auftreten und wenn der Schließmuskel seine Funktion wieder voll aufgenommen hat – nachdem er jahrelang durch das den Blasenausgang „verstopfende" Organ funktionslos war. Hier kann außer der bereits erwähnten Medikamentenbehandlung (Antibiotika und Blasenkrampf-lösende Mittel) Beckenbodengymnastik mit Training des Harnröhrenschließmuskels u. U. hilfreich sein, um die Zeit bis zur „Dichtigkeit" zu verkürzen.

In sehr seltenen Fällen kann der Harnröhrenschließmuskel allerdings bei der Operation geschädigt worden sein, so daß nach der Abheilungsphase der Urin weiterhin unkontrolliert abgeht. In einem solchen Fall muß dann ggf. eine Prothese eingesetzt werden, die den defekten Schließmuskel der Harnröhre ersetzt.

7.5 Praktische Tips
für die Betreuung von Patienten
mit gutartiger Prostatavergrößerung

Klagt ein Patient über Beschwerden beim Wasserlassen, so können beim Hausarzt die ersten Untersuchungsschritte eingeleitet werden. Hierzu gehören an erster Stelle die Untersuchung des Urins und dann die Ultraschalluntersuchungen der Nieren und der Harnblase. Liegt beispielsweise nur eine Blasenentzündung vor, so kann diese sofort mit Medikamenten (Antibiotika) erfolgreich behandelt werden. Wird bei der Ultraschalluntersuchung (am besten mehrfach durchgeführt) festgestellt, daß die Harnblase nicht mehr vollständig entleert werden kann, so müssen Arzt und Patient unter besonderer Berücksichtigung der geklagten Beschwerden über die Behandlungsmöglichkeiten beraten. Häufig werden vom Hausarzt oder Internisten zunächst die pflanzlichen oder heutzutage auch die anderen medikamentösen Mittel verordnet. Wenn mit diesen Maßnahmen die Beschwerden nicht zufriedenstellend gebessert werden oder wenn angenommen werden muß, daß sich dahinter andere Erkrankungen der Prostata (Prostatakrebs) oder des Harntraktes (der Harnblase, der Harnleiter oder der Niere) verbergen, muß frühzeitig der urologische Facharzt aufgesucht werden. Er muß die weitere Diagnostik und eventuelle Behandlung veranlassen oder durchführen. Auf eine exakte Abklärung unklarer Befunde (z. B. verhärtete Prostata, erhöhtes PSA) muß nachdrücklich bestanden werden. Meist können zumindest die Untersuchungen in einer urologischen Praxis durchgeführt werden. Erst bei den instrumentellen Behandlungen wird eine Einweisung in ein Krankenhaus erforderlich. Auf einen Punkt ist dabei besonders zu achten: Damit der Patient die „beste" Behandlung erfährt, ist zu seinem Wohle immer eine Verständigung und Absprache aller beteiligten Ärzte notwendig.

7.6   Weiterführende Informationen für den Patienten

Heumann Informationen für den Patienten: die gutartige Vorsteherdrüsenvergrößerung von Jürgen Sökeland.

Patienten-Merkblatt: Behandlung der gutartigen Prostatavergrößerung (Informationen zu den Beschwerden der Patienten mit dieser Erkrankung, besonders auch Informationen über den Krankheitsverlauf nach der Prostataoperation) von Volker Moll und Manfred Ziegler.

8   Handelsnamen (in Auswahl)

Es muß speziell darauf hingewiesen werden, daß die Zusammenstellung der Präparate keinen Anspruch auf Vollständigkeit erhebt; insbesondere wurden bei den Handelsnamen nicht alle im Handel befindlichen Medikamente genannt. Die wesentlichen im Text vorgestellten Medikamente sind hier aufgzählt.

Internationale Freinamen (INN)	Handelsnamen (Auswahl)
1. α-Rezeptoren-Blocker **(teilweise nicht für diese Indikation der BPH-Behandlung zugelassen)**	
Phenoxybenzamin	Dibenzyran®
Prazosin	Minipress®
Alfuzosin	Urion®, Urion S®
	UroXatral®, UroXatral S®
Indoramin	Wydora®
Terazosin	Flotrin®
Doxazosin	Diblocin®
Tamsulosin	Alna®
	Omnic®
2. 5α-Reduktasehemmer	
Finasterid	Proscar®
3. Antiandrogene	

Flutamid   Fugerel®
Cyproteronacetat   Androcur®

4. LHRH-Analoga

Buserelin   Suprecur®
Goserelin   Zoladex®

5. Antiöstrogene (Aromatasehemer)

Atamestan   für diese Indikation
                                           nicht im Handel

6. Phytopharmaka

β-Sitosterin   Azuprostat M®
                                           Harzol®
                                           Prostasal®
                                           Sitosterin-
                                           Prostatakapseln®
                                           Triastonal®
Urtica dioica (Brennesselwurzel)   Bazoton® N/-uno
                                           Logomed® Prostata-Kapseln
                                           Prostaforton®
                                           Prostagalen®
                                           Prostaherb® N Urticae
                                           Prostaneurin®
                                           Prostata Stada®
                                           Prostawern Urtica Liquidum
                                           Prostess®/ uno
                                           Serless®
                                           Urtica plus N®
                                           utk®/-uno
                                           Uro-POS®
                                           Urtica APS®
                                           Urticaprostat® uno
                                           Urticur®
                                           Urtipret®

Serenoa repens
(Sabalfrucht, Sägepalme)

Eviprostat® S-320 uno
Eviprostat®S Sabal
serrulatum
Permixom®
Prostagutt® mono/-uno
Prostasal® uno
Prosta-Urgenin® uno
Prostess®/-uno
Sabacur® uno
Sabal Hoyer®
Sita®
Strogen® S/-uno
Talso®/-uno

Kürbissamenextrakte
(Semen cucurbitae)

Granufink Kürbiskerne
Nomon® mono
Prosta Fink® forte
Prostaherb Cucurbitae®
Prostalog®

Roggenpollenextrakte   Cernilton®

Kombinations-Präparate
Sägepalmenfrucht/
Brennesselwurzel   Prostagutt® forte
Sägepalmenfrucht/Kürbissamen Prostata Fink® N
Kürbiskerne/Pollen   Alsicur Kürbiskerne Pollen

7. Kalziumantagonisten

8. Cholesterinsenkende Substanzen

9. Pflanzen- und Organextrakte

10. Anticholinergika
(zur Dämpfung der Hyperaktivität
der Harnblase)

Oxybutynin	Dridase®
Tolterodin	Detrusitol®
Propiverin	Mictonorm® Mictonetten®
Trospiumchlorid	Spasmex® Spasmo-lyt® Spasmo-Urgenin®
Imipramin	Tofranil®

11. Auswahl an wichtigen Antibiotika
(die im Buch erwähnt wurden)

Gyrasehemmer	
Ciprofloxacin	Ciprobay®
Ofloxacin	Tarivid®
Levofloxacin	Tavanic®
Cotrimoxazol	Bactrim®, Cotrim®

12. Lokales Gleitmittel
mit Anästhetikum

Instillagel®

Sachverzeichnis

Springer
und
Umwelt

Als internationaler wissenschaftlicher
Verlag sind wir uns unserer besonderen
Verpflichtung der Umwelt gegenüber
bewußt und beziehen umweltorientierte
Grundsätze in Unternehmens-
entscheidungen mit ein. Von unseren
Geschäftspartnern (Druckereien,
Papierfabriken, Verpackungsherstellern
usw.) verlangen wir, daß sie sowohl
beim Herstellungsprozess selbst als
auch beim Einsatz der zur Verwendung
kommenden Materialien ökologische
Gesichtspunkte berücksichtigen.
Das für dieses Buch verwendete Papier
ist aus chlorfrei bzw. chlorarm
hergestelltem Zellstoff gefertigt und im
pH-Wert neutral.

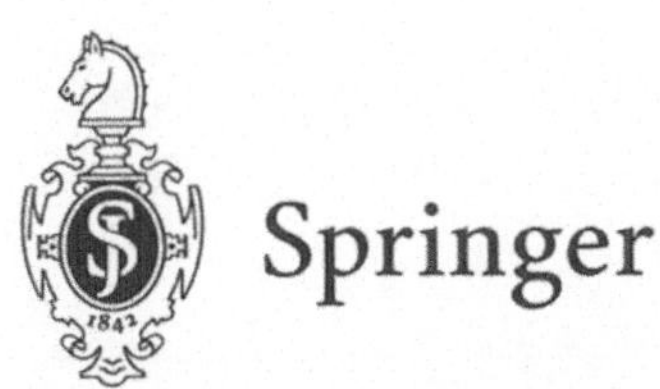